JN100765

リウマチ性疾患の
リハビリテーション医療

著

大澤　傑

大阪行岡医療大学 教授／行岡病院リハビリテーション科 部長

平　薫代

大阪労災病院リハビリテーション科

洋學社

はじめに

私（大澤）が関節リウマチにかかわったきっかけは越智隆弘先生に「整形外科でリウマチをしないか，全身の関節が診られるよ」と学生時代に誘われたことである。1979年当時はリウマチの治療は困難で症状を和らげることがやっとであった。そのため寝たきりになる患者も多く，温泉病院での療養が治療の多くを占めていた。そこでのX線学的研究成果が越智先生のリウマチ分類[1)]に生かされている。

その当時，リウマチの大家であった七川歓次先生が中心となりSwezey先生が著した「Essential therapies for joint, soft tissue, and disc disorders, 1988」[2)]を翻訳し日本に導入された[3)]。その頃，私はリウマチの基礎研究を行っており，その後，リウマチ医，リハビリテーション医となった。リハビリテーション医療を実践することで，邦訳書「リウマチ病のリハビリテーション」は現在にも通じる良書であることが理解できた。

しかし，Swezey先生の著作から30年が経過し，その間に関節リウマチの治療はパラダイムシフトした[4) p1258]。さらに脊椎関節炎（SpA）の概念も確立されてきた。そもそもrheumatoid arthritis（RA）の日本語訳は，その当時は慢性関節リウマチであった。この30年間に慢性が外れ，メトトレキサート（MTX）を中心とする治療に変わり，さらに生物学的製剤の登場で治療方針がまったく変わったのである[5)-7)]。そして，この間にRAのリハビリテーションに関する研究も多数報告されてきた。そのため，近年の概念，および研究成果[225)]を取り入れたリハビリテーションの解説書が渇望される。しかしながら，リウマチ病のリハビリテーション医療の基本は30年前とは大きく変化はしていないので，Swezey先生の著書の基本的精神を学び，私の少ない経験と文献的検索から，この度，あらたにリウマチのリハビリテーション医療についてまとめてみた。Swezey先生が推奨するマッサージ，鍼，徒手療法など一度も勉強したことのない分野に対してはあらためて原著や関連書にあたり，近年のコクランレビューなど客観的なメタ解析の結果を参考にした。そして，現代のリハビリテーション医療における補完的療法の役割についても記した。近年のRAの治療と脊椎関節炎，さらに，サルコペニアの概念，分泌器官としての筋肉の役割にも言及したい。これからのリウマチ・リハビリテーションの発展を担う若手医師の意見も入れ，共著者とした。

本書によって生じる問題についてはすべて著者の責になるため読者諸氏のご意見を賜りたい。また，用語はリハビリテーション医学・医療用語集第8版などを参考にした[8)-11)]。本書は図表が多く，一般の方にも理解していただけると考えている。患者さんへの指導箋として使用していただき，実際のリウマチ治療の現場でお役に立つことができれば幸甚である。

目　次

略語一覧

	略語	原語
A	AAS	atlant-axial subluxation
	AC	acromio-clavicular
	ACL	anterior cruciate ligament
	ACPA	anti-citrullinated peptide antibody
	ACR	American College of Rheumatology
	ADL	activity of daily living
	AF	Arthritis Foundation
	AFO	ankle foot orthosis
	AIS	adolescent idiopathic scoliosis
	AP	antero-posterior
	ARS	aminoacyl-tRNA synthetase
	AS	ankylosing spondylitis
	ASAS	The Assessment of SpondyloArthritis International Society
	ASH	ankylosing spinal hyperostosis
	AWGS	Asian Working Group for Sarcopenia
	ax	axial
B	bDMARDs	biological disease-modifying anti-rheumatic drugs
	BDNF	brain derived neurotrophic factor
	BIA	bioimpedance analysis
C	CASH	chest-and symphysis-hyperextension
	CK	creatine kinase
	CM	carpometacarpal
	CREST	calcinosis, Raynaud phenomenon esphageal dysmotility telangiectasia
	CRP	C-reactive protein
	CRPS	complex regional pain syndrome
	CT	computed tomography
	CTD-ILD	interstitial lung disease associated with connective tissue disease
D	DAS28	disease activity score with 28 joints
	DIP	distal interphalangeal
	DISH	disseminated idiopathic skeletal hyperostosis

DKK ……Dickkopf
DM ……diabetes mellitus, dermatomyositis
DMARDs ……disease modifying anti-rheumatic drugs
DXA ……dual energy X-ray absorptiometry

E
ESR ……erythrocyte sedimentation rate
EULAR ……European League Against Rheumatism

F
FAI ……femoroacetabular impingement
FGF ……fibroblast growth factor
FNST ……femoral nerve stretch test
FSTL ……follistatin-like

G
GLP ……glucagon-like peptide

H
HA ……hyarulonic acid
HAQ ……health assessment questionnaire
HLA ……human lymphocyte antigen

I
IGF ……insulin-like growth factor
IGHL ……inferior gleno-humeral ligament
IL ……interleukin
IP ……interstitial pneumonia, interphalangeal

L
LIF ……leukemia inhibitory factor

M
MCE ……motor control exercise
MCP ……metacarpophalangeal
MGHL ……middle gleno-humeral ligament
MP ……metacarpophalangeal, metatarsophalangeal
MR ……magnetic resonance
MRONJ ……medication-related osteonecrosis of the jaw
MSW ……medical social worker
MTP ……metatarsophalangeal
MTX ……methotrexate

N
NSAIDs ……nonsteroidal anti-inflammatory drugs

O
OA ……osteoarthritis, osteoarthrosis
ON ……osteonecrosis
OPLL ……ossification of the posterior longitudinal ligament
OT ……occupational therapist

P
PA ……postero-anterior
PIP ……proximal interphalangeal
PM/DM ……polymyositis/dermatomyositis
PsA ……psoriatic arthritis

PSL ……………… prednisolone
PTH ……………… parathyroid hormone
Q QOL ……………… quality of life
R ra ……………… receptor antagonist
RA ……………… rheumatoid arthritis
RANKL ……………… receptor activator of nuclear factor-κB ligand
RB ……………… Rosenberg
RCT ……………… randomized controlled trial
RI ……………… rotator interval
ROM ……………… range of motion
RSA ……………… reverse shoulder arthroplasty
RSD ……………… reflex sympathetic dystrophy
S SACH ……………… solid ankle cushion heel
SARAH ……………… strengthening and stretching for rheumatoid arthritis of the hand
SGHL ……………… superior gleno-humeral ligament
SLAP ……………… superior labrum anterior posterior
SLE ……………… systemic lupus erythematosus
SLRT ……………… straight leg raising test
SOMI ……………… suboccipital mental (mandibular) immobilizer
SpA ……………… spondyloarthritis
SS ……………… subaxial subluxation
SSc ……………… systemic sclerosis
T TEA ……………… total elbow arthroplasty
TENS ……………… transcutaneous electro-nerve stimulation
TFCC ……………… triangular fibrocartilage complex
TGF ……………… transforming growth factor
THA ……………… total hip arthroplasty
TNF ……………… tumor necrosis factor
TP ……………… tibialis posterior
TSA ……………… total shoulder arthroplasty
U UKA ……………… unicompartmental knee arthroplasty
V VS ……………… vertical subluxation
X XP ……………… x-ray photograph

1-1. 序　論

本邦において関節リウマチ（RA）の治療の進歩は，1999年，MTXが抗リウマチ薬として承認されたことに始まる。さらに，2011年にはMTXの最大投与量が16mg/週に増量され，アンカードラッグとしての地位が確立された[4) p1258, 7) 12) 13) 232)]。関節軟骨・骨破壊の分子機構が明らかになるに従って[4) pp1200-1235, 5) 12)]，その分子を標的とする抗体・受容体抗体製剤などの生物学的製剤（bDMARDs）が関節破壊を完全に抑制することが明らかとなってきた[4) pp1258-1283, 5) 6) 14) 15) 16)]。2003年，本邦で抗tumor necrosis factor（TNF）α抗体であるインフリキシマブが使用可能となり，その強烈な効果に非常に驚いたことは記憶に新しい。RAは発症早期に関節破壊が進行する。そのため，RAに対する生物学的製剤の効果[17) 18) 232)]の恩恵を受けるためには，発症早期に強力な治療を開始する必要があること（治療機会の窓）が明らかとなった[12)]。加えて2010年に米国リウマチ学会（ACR）のRA分類基準が早期診断用に変更された（**表1-1**）。その後，多くの生物製剤，さらに低分子化合物が上市され[12) 14) 19)]，近年に発症したRA患者では関節破壊によるADL制限はなくなってきた[20)]。しかも，股関節などの大関節の人工関節置換術は減少している[21)]。しかし，これら製剤の恩恵を受けられない患者が多数存在することも事実で，

表1-1　2010年ACR/EULAR　RA新分類基準

項目	点数
罹患関節	
大関節の1カ所	0
大関節の2～10カ所	1
小関節の1～3カ所（大関節の罹患の有無を問わない）	2
小関節の4～10カ所（大関節の罹患の有無を問わない）	3
11カ所以上（少なくとも1カ所の小関節を含む）	5
血清学的因子（1回以上の検査）	
RA陰性かつACPA陰性	0
RA低値陽性またはACPA低値陽性	2
RA高値陽性またはACPA高値陽性	3
炎症反応（1回以上の検査）	
CRP正常かつESR正常	0
CRP異常またはESR異常	1
症状の持続	
6週未満	0
6週以上	1

合計6点以上で関節リウマチと分類する．ただし，他の関節炎疾患を除外する必要がある．

RA患者に対するリハビリテーション医療は重要な分野であり続けると思われる[22)23)24)]。

ステロイド性骨粗鬆症や高齢者のRAに対しては活性型ビタミン.D製剤をはじめ，ビスフォスフォネート（ビス）剤，parathyroid hormone（PTH）製剤，抗receptor activator nuclear factor-κB ligand（RANKL）抗体，抗スクレロスチン抗体など各種抗骨粗鬆症剤が上市され，その治療が重要となってきた[12)25)-32),237)]。一般の骨粗鬆症は男女とも年齢に従って増加し，70歳代女性の腰椎では30%，大腿骨頸部は43%，80歳代はそれぞれ44%，65%と増加する[33)]（**図1-1**）。そのため，ビス剤を中心とする骨粗鬆症治療が広く行われている。その結果，顎骨壊死（**図1-2**）や非定型大腿骨骨折（**図1-3**）が増加してきた[34)]。これらに対して，治療関連顎骨壊死（MRONJ）の存在[35)]と予防的な休薬期間（drug holiday）なども各学会からposition paperとして発表されている[36)]。それによれば，歯科治療時のビス剤中止はMRONJには無効であると同時に骨折の増加リスクがあるため，有害であると結論されている。骨折のリスクを低リスク，中リスク，高リスクと分けたとき，経口ビス剤ではそれぞれ3，5，10年継続投与を行う。注射ビス剤では中リスク，高リスクでそれぞれ3，6年を投薬継続期間とする。その後，おのおの休薬期間を設ける。骨密度が十分回復していれば2～3年の休薬を勧めている[37)]。

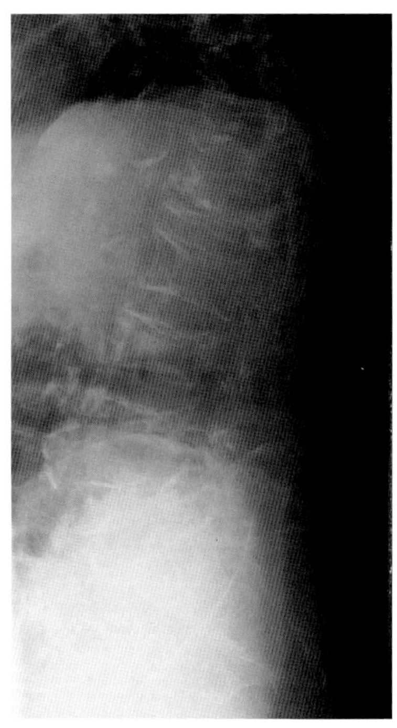

図1-1　XP，腰椎側面．多発性椎体骨折
85歳女性．XPに写るほぼすべての椎体に骨折が認められる．

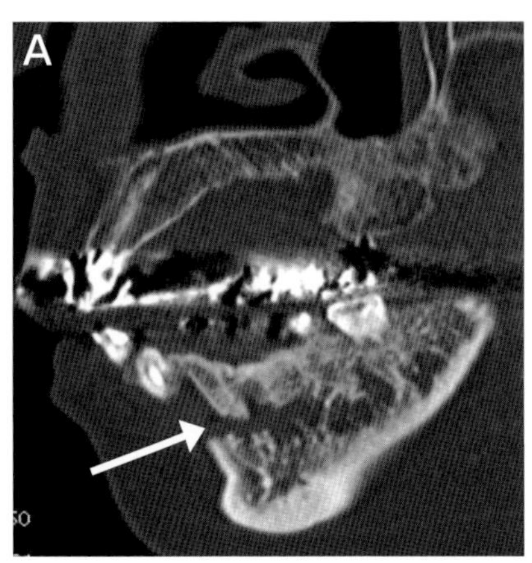

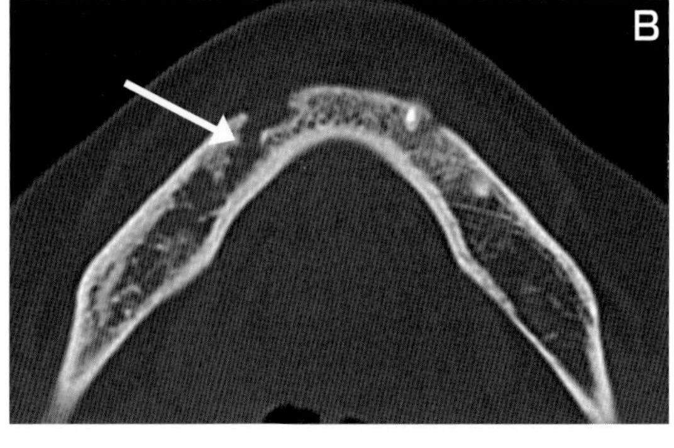

図1-2　CT，A：矢状断再構築像，B：水平断像
67歳女性．アレンドロネート投与3年で顎骨壊死が発症した．右側下顎骨を中心に壊死像を認める（矢印）．

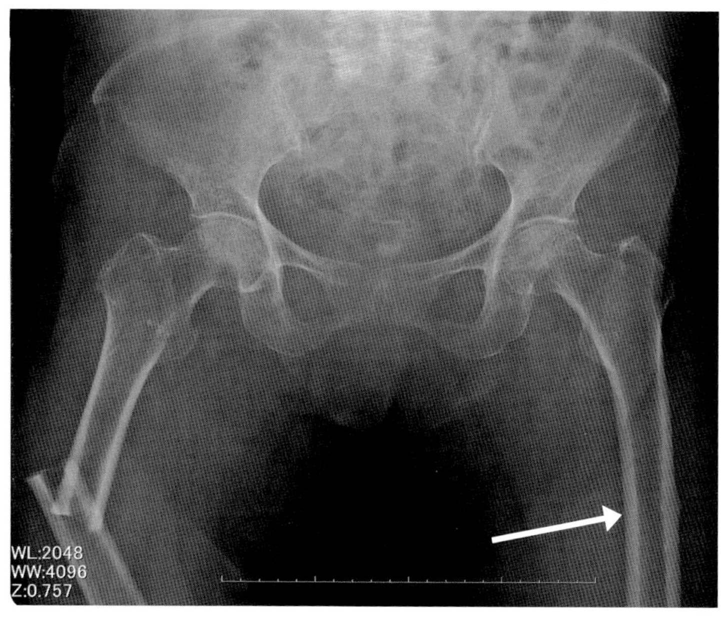

図 1-3　XP，両股正面．89 歳女性，非定型大腿骨骨折
右側は骨折し，左側はほぼ同一高位に皮質骨の肥厚を認める（矢印）．

脊椎関節炎（SpA）[38)-41)]は，以前，血清学的陰性脊椎関節炎と呼ばれていたもので，2015 年に分類基準が欧州リウマチ学会（EULAR）／ACR で発表された。axial（ax）SpA と peripheral SpA[42)]に分類される（**図 1-4**）。これらの疾患は乾癬，炎症性腸疾患，ぶどう膜炎などを合併することがあり[43)]（**表 1-2，3**），抗 TNF α抗体や抗 interleukin（IL）-17 抗体が有効である[44)45)]。RA や SpA における骨破壊や骨形成に Dickkopf-1（DKK-1）の関与が明らかとなり，sclerostin[30)]や DKK-1[29)]が破骨細胞を活性化し骨破壊にいたることが証明されている。一方で，SpA の骨形成や変形性関節症（osteoarthtitis, osteoarthrosis：OA）には DKK-1 が減少していることも報告されている[46)47)]。

サルコペニアは 1989 年に Rosenberg によって提唱された概念で，2016 年，病名として登録された[48)]。進行性で全身の筋量および筋力の低下を特徴とする症候群[49)-52)]と定義され[53)-55)]，低筋量，低筋力，低身体能力の三つがすべて満たされると重症サルコペニアと分類される。加齢変化だけでなく，低栄養やステロイドホルモ

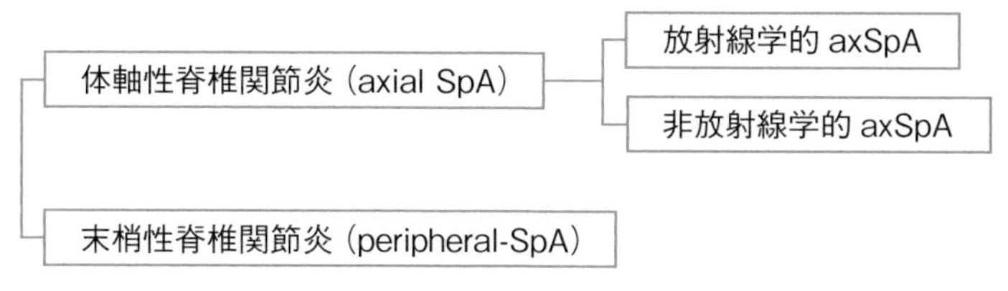

図 1-4　脊椎関節炎の分類
放射線学的 axSpA の代表的例は AS である．

表 1-2　体軸性脊椎関節炎分類基準（ASAS 2011）

前提：3カ月以上続く腰痛＋45歳未満

画像上の仙腸関節炎＋ 脊椎関節炎の臨床所見1項目以上	または	HLA-B27 陽性＋ 脊椎関節炎の臨床所見2項目以上

臨床所見
1. 炎症性腰痛（運動で軽快，安静で不変）
2. 関節炎
3. 付着部炎（アキレス腱付着部）
4. ぶどう膜炎
5. 指・趾炎（付着部炎）
6. 乾癬
7. クローン病／大腸炎
8. NSAIDs 有効
9. 家族歴
10. HLA-B27
11. CRP 上昇

表 1-3　末梢性脊椎関節炎分類基準（ASAS 2011）

末梢症状のみの症例（関節炎，付着部炎，指趾炎）

＋

脊椎関節炎所見 1 項目以上 ぶどう膜炎 乾癬 クローン病／潰瘍性大腸炎 感染症の先行 HLA-B27 陽性 画像上仙腸関節炎	または	他の脊椎関節炎所見 2 項目以上 関節炎 付着部炎 指趾炎 持続する炎症性腰痛 脊椎関節炎の家族歴

ンなどの分泌低下，あるいは廃用でサルコペニアが完成される。サルコペニアの診断基準では，65 歳以上の高齢者で歩行速度が 0.8 m/sec 未満であれば筋量を測定し，低筋量であればサルコペニアと診断される。歩行速度が 0.8 m/sec 以上であれば，握力を測定し，低下していればさらに筋量を測定し，低筋量であればサルコペニアと診断される（**図 1-5**）。RA 患者の多くは関節障害のためサルコペニアと診断されると思われる[56)]。この問題は筋量・筋力の低下が身体障害，生活の質の低下をもたらし，死に至ることである[52)57)]。本邦では 8.2%が罹患しており，男性では 8.5%，女性 8.0%と大差ない。しかも，骨粗鬆症と有意に関連していることも明らかとなっている[58)59)]。

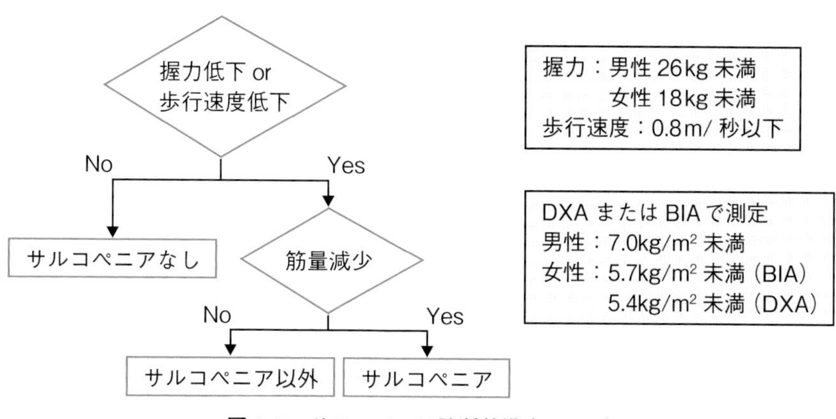

図 1-5　サルコペニア診断基準（AWGS）

マイオカイン：運動の抗炎症効果

骨格筋は多種類のサイトカイン（マイオカイン）を分泌することで他組織とネットワークを形成する分泌器官であることが明らかとなってきた。サイトカイン数は数百といわれており，代表的なものとして IL-6，IL-17，leukemia inhibitory factor（LIF），brain derived neurotrophic factor（BDNF），insulin-like growth factor 1（IGF-1），fibroblast growth factor 2（FGF-2）などがある[60)-62)]。IL-6 は運動により最初に誘導される抗炎症性サイトカインで，その後は抗炎症性サイトカインである IL-1 receptor antagonist（IL-1ra），IL-10 などが血中単球から誘導される。ただ理解しにくいのは，IL-6 が RA においては関節破壊を誘導するサイトカインとして旧知のとおりで，その受容体に対する抗体製剤は RA の治療に著効する。しかも，RA に対する抗 IL-6 治療は骨格筋を増加させ，内臓脂肪を減少させ，皮

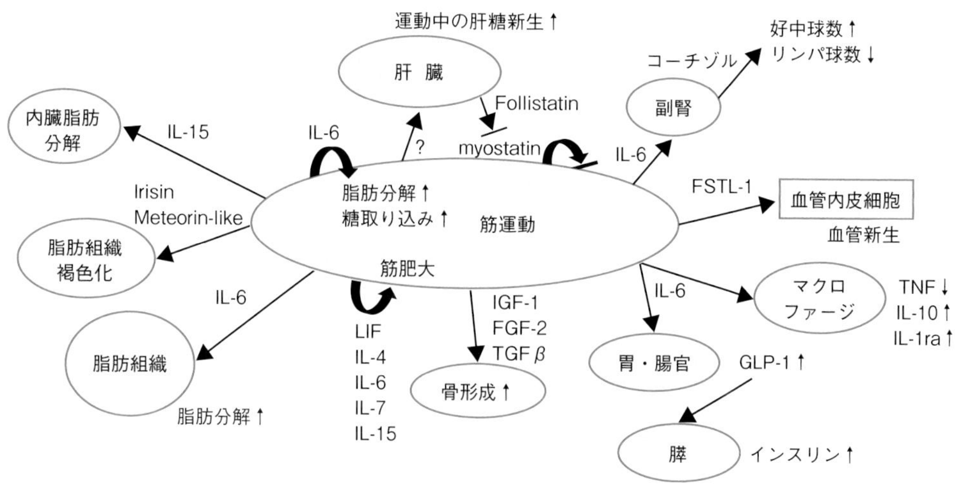

図 1-6　骨格筋の運動効果（文献 60 より改変）

下脂肪を増加させると報告[63]されている。しかし，運動することで筋肉がIL-6を分泌し，各種臓器に対して良好な影響を与える(**図1-6**)。上記両面性を理解するには未来の研究成果に待ちたい。

疾患に対する運動療法

RAに対する運動療法の安全性は高強度の抵抗運動を除いて15～20年前から報告されている[7)64)]。RAに対する運動の効果は，すでにメタ解析でもいくつか報告されている[65)-69)]。エアロビックな運動や筋力増強訓練[70)]が，心肺機能，運動機能を改善させること，quality of life(QOL：生活の質)，health assessment questionnaire(HAQ)，疼痛が改善することも報告されている[71)-75)]。さらに，女性のRA発症予防にも有効であると報告されている[76)]。運動をしないRA患者においては心血管事故の危険性が増加することも[77)]，中等度から高度の運動でその危険性が低下することも[78)]報告されている。また，血管内皮細胞への好影響が，太極拳で得られるとの報告もある[79)]。そして，運動効果は貧血の改善にも及び[80)]，運動，装具，認知行動療法などのリハビリテーションアプローチが疼痛visual analogue scale(VAS)を低下させる[69)]とも報告されている。

物理療法のガイドラインも2011年に系統学的総説が報告され，transcutaneous electro-nerve stimulation(TENS)，温熱療法が4/6のガイドラインで推奨されている[81)]。

Ankylosing spondylitis(AS)に対する運動療法は2005年にコクランレビューが報告され[82)]，少し効果があると総括されている。しかし，近年の生物製剤に運動療法や温泉療法を併用することで，これら理学療法を追加しないよりも，有意にactivity of daily living(ADL：日常生活動作)，QOLを上げることができると報告された[83)84)]。

近年，リウマチ疾患の運動療法は学会で推奨もされている[234)]。以上，リウマチ関連のトピックスを大まかにまとめてみた。

1-2. リウマチ病のリハビリテーション

リハビリテーション医療[85) pp1-19]を行うには医療者側では**表 1-4** の基本的アプローチを理解しなければならない。単なる診断ではなく，その障害から社会的問題まで含まれる。患者には自発的に目標を定めて焦らず日々努力することが求められる。1 日に数日分の運動を行うと疲労性の疼痛が運動器に出てしまう。その後 1～2 カ月程度は運動ができなくなることを十分に納得，理解させることが重要である（**表 1-5**）。

表 1-4　リウマチ病のリハビリテーション医療の基本

①リハビリテーション医学的診断
②疾患が筋骨格系に及ぼす影響
③将来の損傷を予防できる可能性

表 1-5　リハビリテーション医療の基本原則

①自分が目的を設定
②自発的に目標に向かう姿勢
③自主性がなくなると不可能（例：認知症で自発性が低下）
④毎日コツコツとする事
⑤時間ができたからといって数日分まとめてすることは禁忌
⑥翌日に疼痛が持ち越されるとやり過ぎ

表 1-6　患者の自主性を引き出す方策

①動機づけ面接，コーチング[116) 117)]
②目標設定
③持続性
④除痛
⑤安楽性
⑥機能改善

リハビリテーション医療は 30 年前と大きな変化はないが，メタ解析によって多くの知見が得られてきた[86)-114)]。可能な限り証拠に基づくリハビリテーション医療（evidence based rehabilitation medicine）を実践するため，多くの研究がなされてきた。しかし，リハビリテーション医療分野の研究のほとんどが「証拠としての強さが弱い」あるいは「不十分なもの」と結論されている[86)]。そのため，**表 1-6** を利用して患者の自主性を引き出す経験的な治療が重要となる[2) 24) 115) 116) 117)]。典型的なリウマチ性疾患については**表 1-7** に示すリハビリテーション医学的診断をつねに行う

必要がある[2)22)85)]。以下にリハビリテーション医療における典型的な疾患について最近の知見とあわせて概説する。

表 1-7　リウマチ疾患のリハビリテーション医学診断

①疾患自体
②重症度
③運動機能
④健側への影響
⑤障害の心理社会的影響

OA は，最も多くみられる関節疾患である[33)118)-120)]。これらは年齢とともに有病率が増加し，とくに膝（**図 1-7**）においては男女ともに 60 歳を過ぎると 80％以上で X 線学的関節症が証明される[33)]。しかし，股関節は年齢との関連性は少なく，50 歳未満とそれ以上においても男女とも 10～20％で推移する[118)]。これは，本邦においては股関節症は二次性（**図 1-8**）が多く，膝はほとんどが一次性であることによる。近年注目されている DKK-1 は膝 OA に関して X 線学的重症度と DKK-1 血中，関節液中濃度が逆相関を示し[47)]，RA とは反対の傾向を示すことは興味深い[121)]。そのほか，手指，足部の OA も多くが一次性であり，関節周囲組織の疼痛や神経性の疼痛がわれわれリウマチ医の対象とする疾患である。

RA は典型的な，関節炎が原因となる身体障害である。この疾患は，ほとんどすべての関節を破壊し[1)]，さらに多くの重要臓器をも障害する[4) pp1236-1257, 12)]。また，一時的な単関節炎のこともあるが，対称性に手指関節，大関節を侵す[1)]（**図 1-9**）。しかし，近年の治療の流れに乗った患者が大関節を侵されることは少ない。村田紀

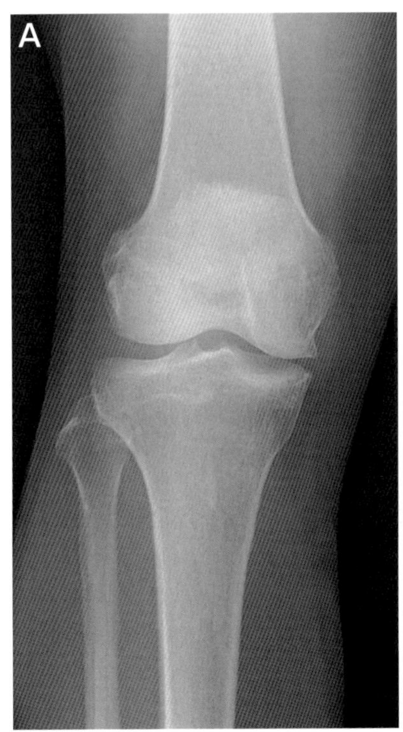

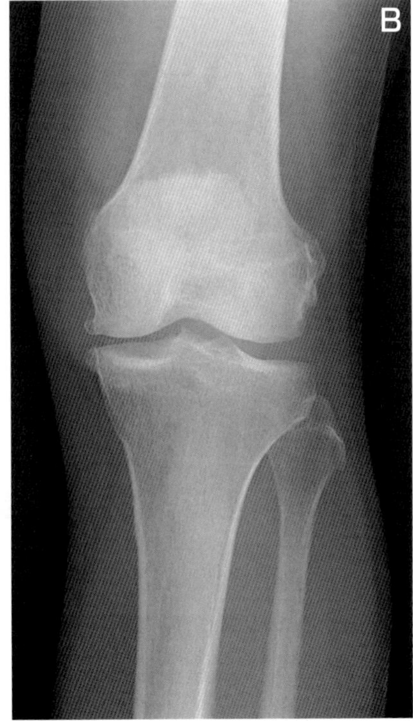

図 1-7　XP，両膝正面．75 歳女性 OA

右側（A），左側（B）．膝関節の内側を中心に骨棘形成と関節裂隙の狭小化，骨硬化像を見る．

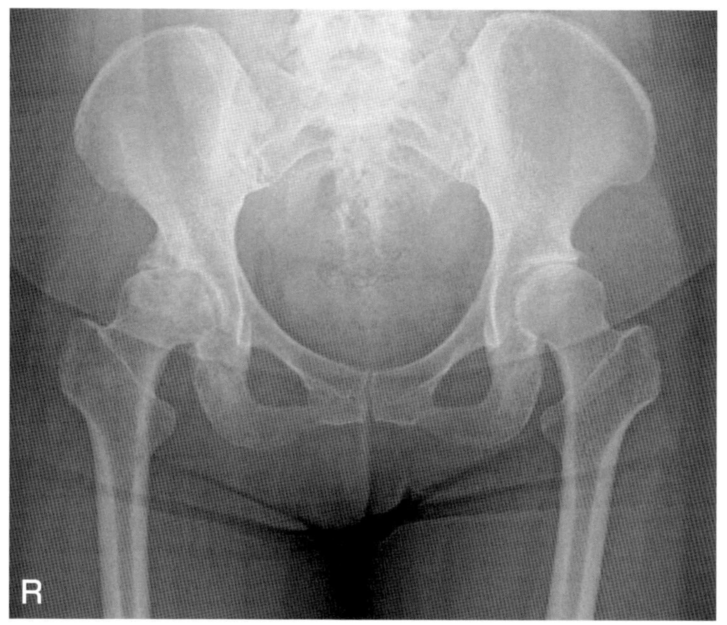

図 1-8　XP，両股正面．58 歳女性
発育性股関節形成不全からの二次性変形性股関節症．

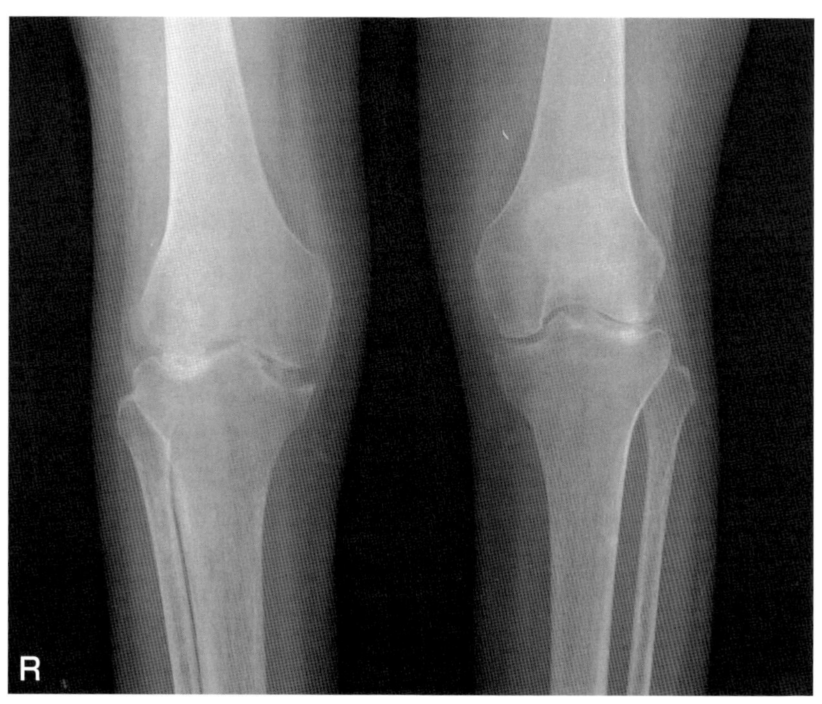

図 1-9　XP，両膝正面．44 歳女性，RA
右は大腿骨側，脛骨側ともに骨破壊が進行している．

和先生は，近年の治療ではムチランス変形（**図1-10**）を生ずる患者は皆無であると述べている[20]。リウマチ医は患者の全身関節の評価を行い，さらに体力，栄養，運動能力を理解し，その疾患による障害，機能の喪失，心理社会的な影響を評価する必要がある[23)85)]。そのため，RAの評価はDAS28（disease activity score with 28 joints），HAQなど主観的評価を含む全身の関節を評価することが基本となる[12)23)]。関節疾患の進行を最小限にするために日常生活において変形予防が重要である[2)22)122)]。近年では前述のとおりRAに対する運動療法も有効であることが明らかとなってきた。患者に対して有効性を大きく表に出して，運動処方を強要すると患者はそれがストレスとなり，受け入れが難しくなる。RA患者は運動することの心理的バリアーが大きい[115)]。動機づけ面接，コーチングなど[24)116)117)]を利用して，少しずつ運動習慣を身につけさせることを考える。

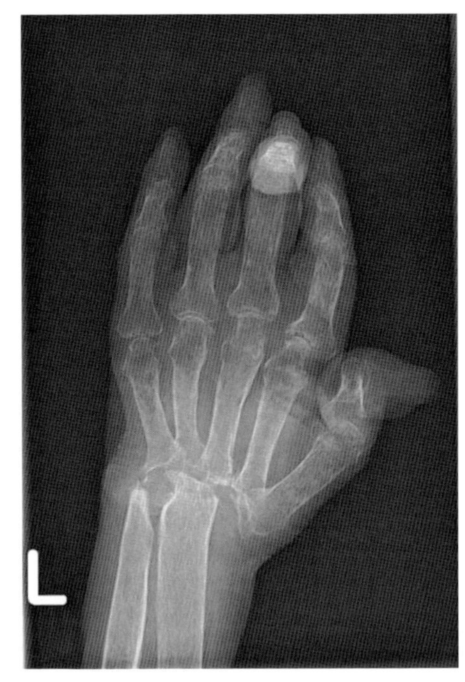

図1-10　XP，左手正面．78歳女性，RAムチランス変形
手根骨は消失し，手関節は完全に破壊され，不安定である．

SpAはRAと同じように関節障害を呈する[12)82)]。乾癬性関節炎（PsA）（**図1-11**）では，DIP関節の骨融解（pencil in cup像）が特徴的である。ASやSpAにおける脊椎病変（**図1-12**）は，脊椎靱帯骨化（syndesmophyte）を生じ，体軸性関節（仙腸関節，股関節など）が強直しやすい[84)]。とくに股関節は人工関節置換術後でも骨性強直しやすい。ASの治療では姿勢と可動性の維持に重点が置かれる[43)]。近年の生物製剤がASに対しても適応され，理学療法との併用療法が有効であると報告されている[83)84)]。

全身性エリテマトーデス（systemic lupus erythematosus：SLE）は多種類の内臓を侵すため，リハビリテーションで考慮しなければならないことは多岐にわたる[4)pp1413-1436, 12)]。SLEは生命を脅かす疾患で，その心理的衝撃や薬剤の副作用，中枢神経系罹患を第一に検討しなければならない。SLEの関節変形の特徴は骨破壊を伴わず軟部組織の障害で変形をきたすことである（Jaccoud関節炎）。疼痛や身体障害はRAと同様に治療される。

多発性筋炎（PM），皮膚筋炎（DM），ステロイドミオパチーにおけるリハビリテーション医療での治療・指導は，エネルギーを浪費しないよう運動を容易にし，ADLを身体能力に合わせることである。抗ARS抗体陽性では筋炎のほかに間質性

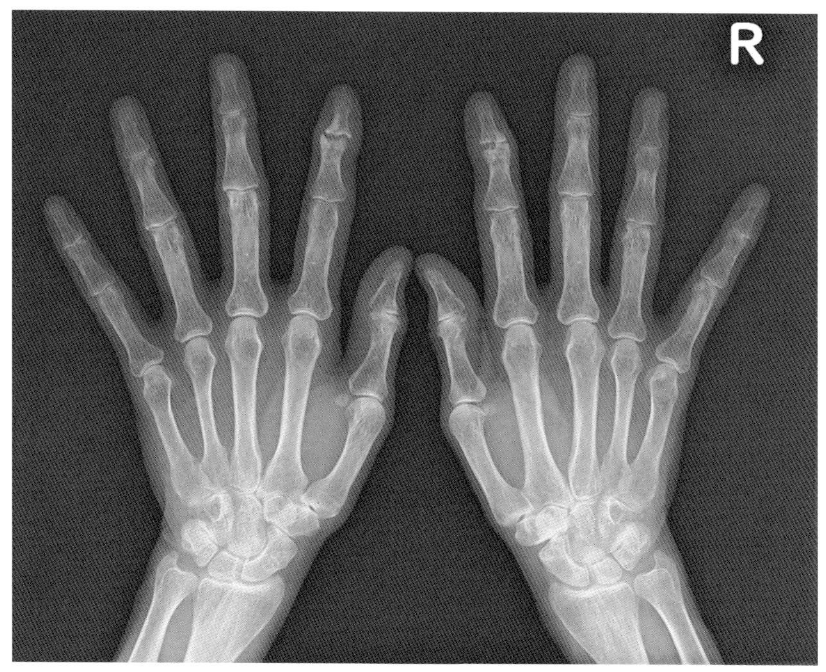

図 1-11　XP，両手正面．48 歳女性 PsA
DIP を中心に関節破壊がある．

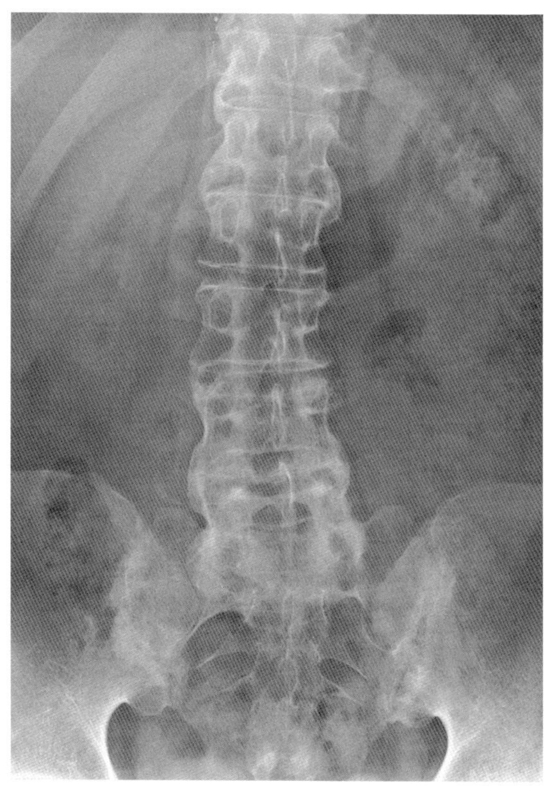

図 1-12　XP，腰椎正面．26 歳男性 AS
仙腸関節の一部強直と，腰椎の靱帯骨棘形成（syndesmophyte）を認める．

肺炎，多関節炎，レイノー現象なども合併しやすい[225)]（**図1-13**）。関節可動性および筋力を維持するような運動や姿勢を指導する。PM/DMでは血清CK値を参考にリハビリテーション治療を進める。すなわちCK値500以下では積極的な治療を行い，上昇すれば運動量を抑えるなど，CK値を利用して[225)]，運動負荷量を決める[229)]。炎症性筋疾患では温水中のエアロビック運動や中等度の抵抗運動が問題ないことや，ステロイドミオパチーでも抵抗運動が治療効果ありという報告がある[85)pp545-547]。

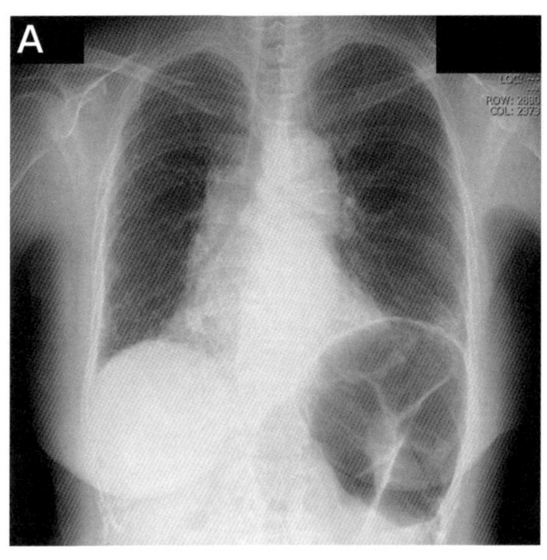

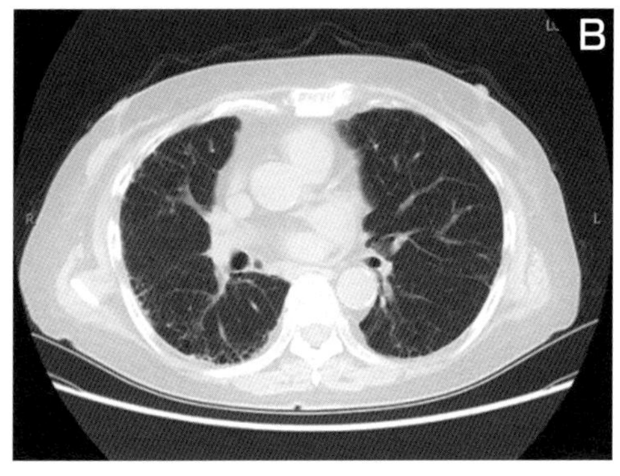

図1-13　72歳女性PM/DM，Jo-1抗体陽性，肺線維症を合併
A：胸部立位正面，B：肺CT

全身性強皮症（systemic sclerosis：SSc）やCREST（calcinosis, Raynauld phenomenon, esophageal dysmotility, telangiectasia）症候群は進行性の微小血管の閉塞のため，臓器の線維化，萎縮を生じ，末節骨の骨吸収破壊がみられ，手関節などのRA様変化をきたす。SScでは肺線維症を合併し，呼吸機能の低下がみられる。エネルギーを浪費しないADLの工夫が必要となる。毛細血管と小動脈の障害で生じる[85)pp721-722, 754]手の拘縮のリハビリテーションは難しいが，温めすぎずに行うパラフィン浴やホットパックなどが可能で，ストレッチおよびその後の手指の静的装具が勧められる[85)p754, 228)]。また顔面や手指の自主トレーニングが勧められる[228)]。RAを含む膠原病においては，間質性肺炎を合併することがあり（CTD-ILD），呼吸リハビリテーションが重要となる[230)233)]。

最後に，リウマチ病の患者は免疫抑制を受けていることが多く，肺炎などの感染症に留意する必要がある。肺炎球菌ワクチンや帯状疱疹ワクチンなどが推奨される[123)]。

リウマチリハビリテーション医療の原理原則[4)pp592-603, 22)85)]を以下に示す（**表1-8～10，図1-14，15**）。

表 1-8　リウマチ疾患のリハビリテーション医療の原理原則

1. 疼痛のコントロール[4) 22) 85)]
2. 目標に対し短時間，簡単な運動
3. 動機づけ面接で方法・意義・結果・継続
4. 廃用症候群予防のため安静回避[2) 22) 85) pp744-745]
5. 目標は一つ（表 1-9）
6. 関節保護の原則（表 1-10）[122)]
7. 装具は短期使用：疼痛緩和と機能改善
8. 良眠[235)]
9. 体重コントロール[235)]

表 1-9　リハビリテーション医療の目標[2)]

1. 運動能力維持
2. 失われた運動の回復
3. 筋力と持久力の増進（図 1-14）
4. 動的持久力の増進
5. 満足感の高揚
6. 心血管系のコンディショニング
7. 活動的なレクリエーションの提供

表 1-10　関節保護の原則[22) 24) 85)]

1. 安静関節は良肢位
2. 移乗動作の習熟
   自立・関節保護・安全・エネルギー保存
3. 強い関節に負荷
   例：ハンドバッグ→ショルダーバッグ→バックパック
4. 過度の関節使用を回避
   エネルギー温存の原則

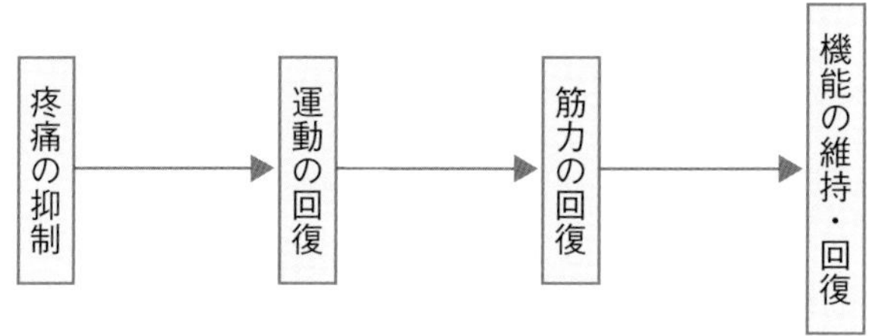

図 1-14　リハビリテーション医療の順序

最初に疼痛をコントロールする．痛みがあれば訓練はできない．もし自発痛があれば，強力に鎮痛する．NSAIDs，アセトアミノフェン，ワクシニアウイルス接種家兎炎症皮膚抽出液（ノイロトロピン®），プレガバリン，デュロキセチン，トラマドール，ブプレノルフィン貼付剤などが推奨されている[145]．胃潰瘍や腎障害があればNSAIDsは使用できない．感染が否定されれば，ステロイド剤やヒアルロン酸の関節内注射や，トリガーポイント注射なども考慮する．疼痛が物理療法で十分コントロールされるのであれば，薬物治療は少なくてよい．疼痛がコントロールされれば運動が可能となり，ADLが回復する．その後，筋力強化訓練へ進むことができ，機能維持・回復へ目標を向上させることが可能である．

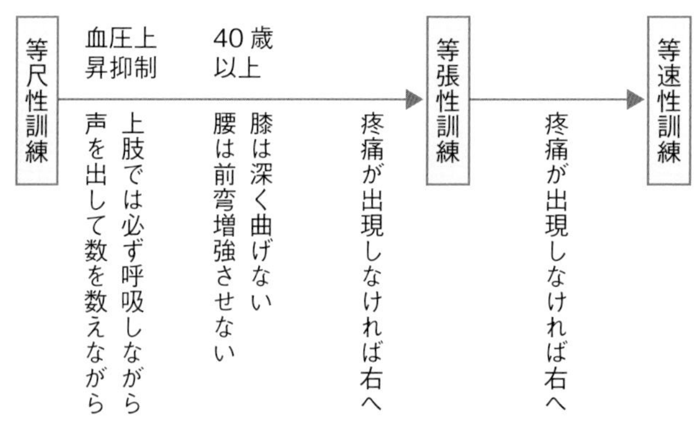

図 1-15　筋力強化訓練の基本方針

まず安全な等尺性訓練から開始する．ただし血圧上昇を予防する目的で訓練中は必ず大きな声を出し回数を数える．呼吸は止めない．膝は深屈曲すると半月板が後方に移動するので断裂を生じやすくなる．そのため屈曲は60～70 度程度までにとどめるほうが安全である．また股関節や腰背部の訓練では腰を反らせる運動は禁止する．若年者は問題ないが，40 歳を超えてくると椎間関節の変性が進んでいるため，同部位にストレスが加わる体位は避ける．等尺性訓練が問題なく行うことができれば，等張性訓練やマシーントレーニング，ダンベルなどの訓練も可能となる．上肢訓練時の注意と，膝・腰の訓練の注意は同じで，痛みなく訓練が可能となれば次のステップに移ってよい．等速性訓練は高価なトルクマシーンが必要である．とくにスポーツトレーニングでの筋力強化によく使われている．

最後に，リウマチ病のように運動器の慢性病に対するリハビリテーション医療は動機づけ面接やコーチング技法を駆使し，患者自らが運動を行うように方向づけしなければならない[234]。詳しくは成書に譲るが，OARS（開かれた窓，是認，聞き返し，サマライズ）などの技法はとても一朝一夕にできるものではなく，また，外来の片手間でできるものでもない。本技法に精通した臨床心理士や公認心理士など専門家の助けを要する。少なくともわれわれは患者が自らが運動することをやめないように，“専門性を振りかざして”「運動するべきである」など，運動しないことを非難するような間違った言葉（間違い指摘反射）をかけないことであろう[24,116,117]。

2. 肩関節

肩関節は股関節と違い，上腕骨骨頭と肩甲骨関節窩の適合があまく，不安定なため，周囲の軟部組織（腱，滑液包，関節唇）に無理がかかる。そのため，障害を生じやすい。野球のピッチャーやバレーボールのアタッカーなど上肢を使い過ぎたり，外転時の大結節が肩峰下にすべり込む際や，結節間溝で上腕二頭筋長頭腱がすべるときに生じやすい。近年の鏡視下手術[124]が発達して以来，スポーツ外傷・障害の分野では関節内の知見（superior labrum anterior posterior〈SLAP〉損傷，Buford Complex，rotator interval など）や鏡視下手術成績の向上がみられる。SLAP 損傷（**図 2-1**）は上方関節唇と上腕二頭筋長頭腱起始部の複合損傷でピッチャーに好発する[125]。Buford Complex（**図 2-2**）は前上方関節唇の欠損と中関節上腕靱帯（MGHL）の索状構造を持つ解剖学的破格で 1.5～6％の発生率である[126]。Rotator interval（RI）は腱板疎部のことで，棘上筋腱と肩甲下筋腱間を指す。それは，烏口上腕靱帯，上関節上腕靱帯（SGHL），肩甲上腕関節包，上腕二頭筋長頭腱からなる構造物で，上腕骨頭の前後および下方移動を制御する[127]。

疼痛が軽度であるときは，結節間溝や回旋筋腱付着部（ズボンの後ろポケットに手を入れた肢位で触知可能）に限局した圧痛があることが多い。強い疼痛の場合には限局性の圧痛や，肩甲上腕関節周囲全体の圧痛（癒着性関節包炎，肩手症候群，偽痛風発作など）を伴う。RA では，筋の萎縮を伴って，関節包全面の圧痛，腫脹，可動域制限，亜脱臼などを呈する（**図 2-3**）。これらの所見は AS や SLE，その他の RA 類縁疾患でもみられる。SLE では上腕骨頭に無腐性骨壊死が生じることが

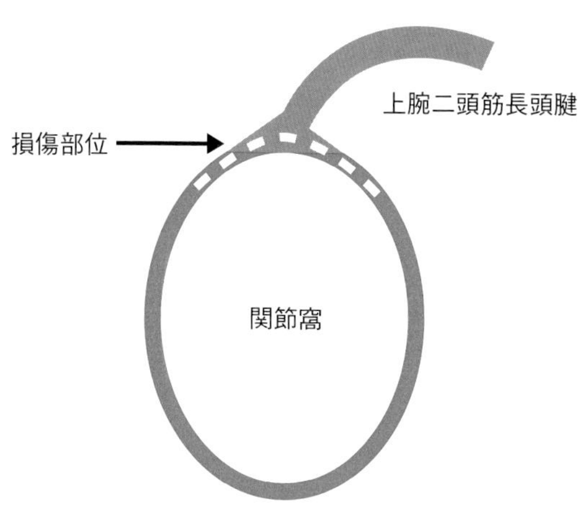

図 2-1　SLAP 損傷（上方関節唇損傷）
関節窩上方の関節唇損傷であるが，上腕二頭筋長頭腱起始部の損傷を合併する.

ある。除痛と機能回復の目的で肩関節全置換術（TSA）（**図 2-4A**）を必要とすることも多い。近年ではリバース型の TSA が開発され，腱板の消失を伴っていることの多いリウマチ肩においても良好な成績が発表されている[128-130]（**図 2-4B**）。

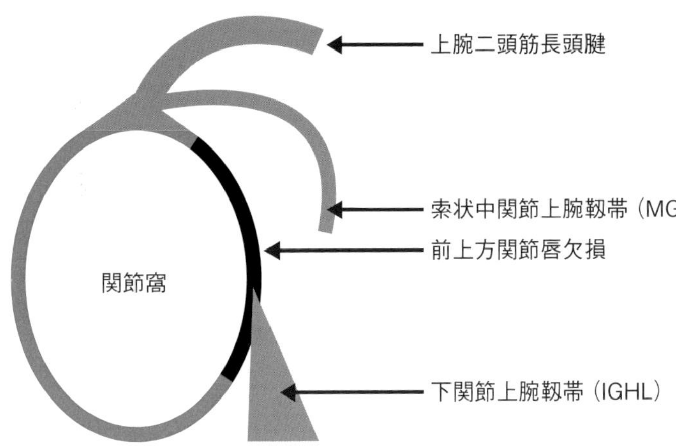

図 2-2　Buford 複合体
Buford 複合体は前上方関節唇の欠損と，索状の MGHL を認める解剖学的破格である．

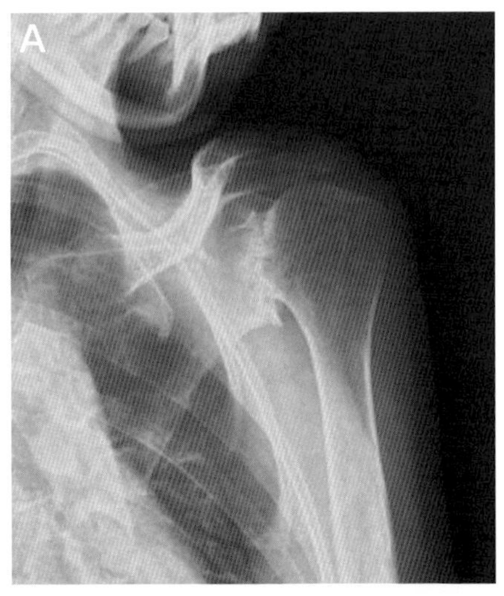

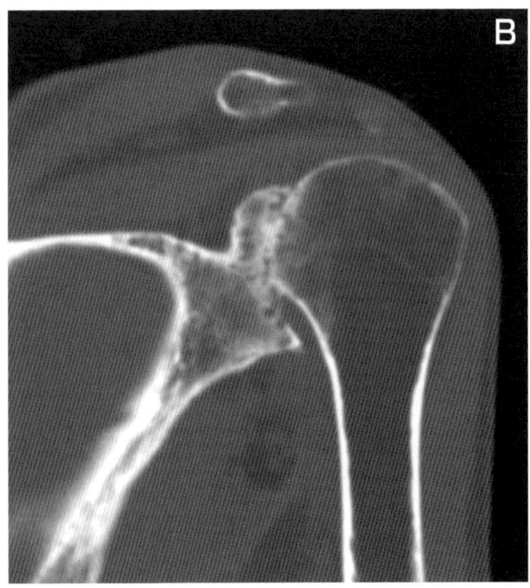

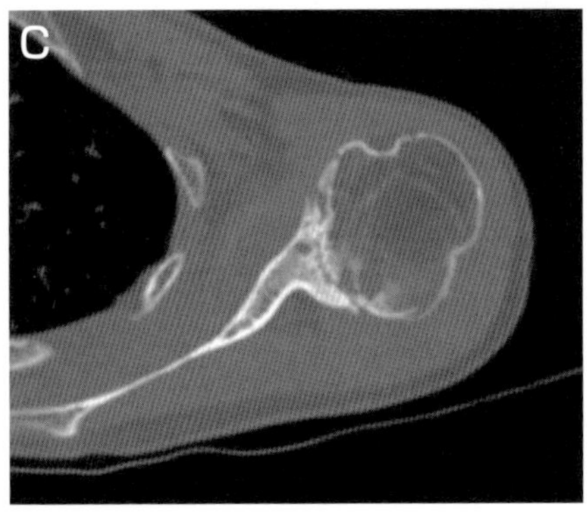

図 2-3　48 歳女性 RA．A：XP 左肩関節正面，B：CT 前額断再構築像，C：CT 横断像
肩甲上腕関節の関節裂隙狭小化と上腕骨頭の上方移動を認め，リバース型人工肩関節全置換術（RSA）を適応した．

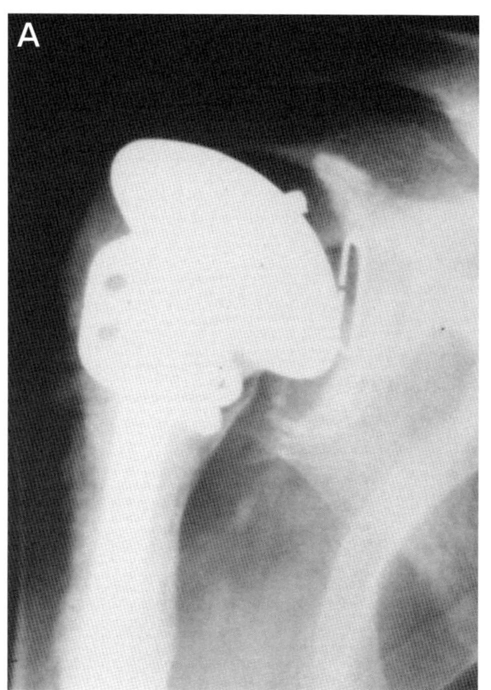

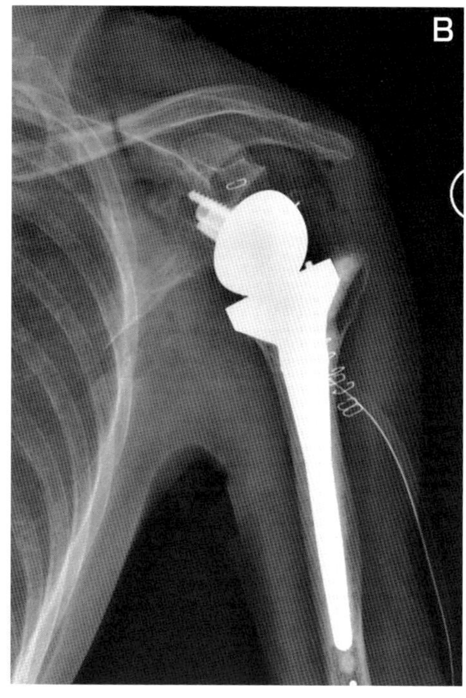

図2-4　XP，A：右肩正面，B：左肩正面

A：通常型のTSA．関節窩には凹型の部品を固定，上腕骨頭には凸型の部品を挿入する．腱板機能が温存されていないと自動可動域は少ない．

B：リバース型TSA（RSA）．関節窩に凸型の部品を固定し，上腕骨頭には凹型の部品を挿入する．三角筋の筋力で自動能は良好である．

肩鎖関節は関節円盤を持つ関節で外傷性肩鎖関節亜脱臼後にOAが生じやすい。特発性のOAもよく発症する（**図2-5A**）。肩甲上腕関節には一次性のOA変化（**図2-5B**）は少なく，腱板断裂後OA（**図2-6A, B**）も含めて80歳以上の高齢者に散見される。二次性のもの（外傷後，RA，または軟骨石灰化症との合併）は比較的若年層で多い。

肩の障害は頚椎疾患の付随症状としても生じる。その際，関連痛や神経根症が存在する。肩の症状は病因的には頚椎病巣からの二次性の局所症状である。鎮痛と機能回復のためトリガーポイント注射など肩の局所治療が必要となることがある[131)-133)]。頚椎からの関連痛でも一次性の肩関節，また，肩関節周囲疾患でも肩甲上腕関節より遠位に反射性のトリガー領域があらわれることが多く，大胸筋（外縁），三角筋の上腕骨への付着部，小円筋の起始部，筋腹，付着部に多い[131) pp318-327]。

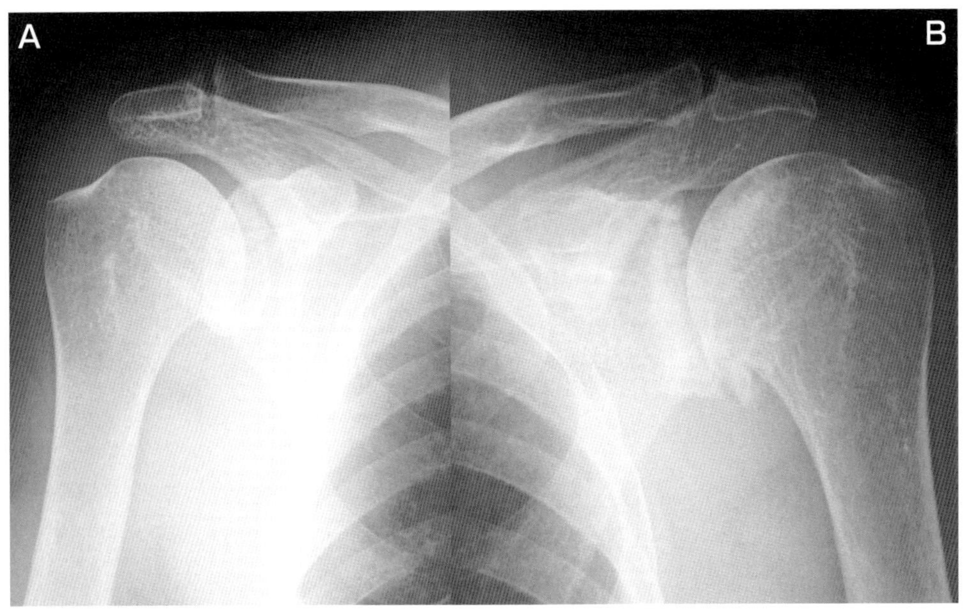

図 2-5　XP，両肩正面．84 歳女性

A：右肩鎖関節 OA，AC 関節の裂隙は狭小化し，骨棘形成を認める．
B：左 AC 関節 OA と肩甲上腕関節の OA を認める．

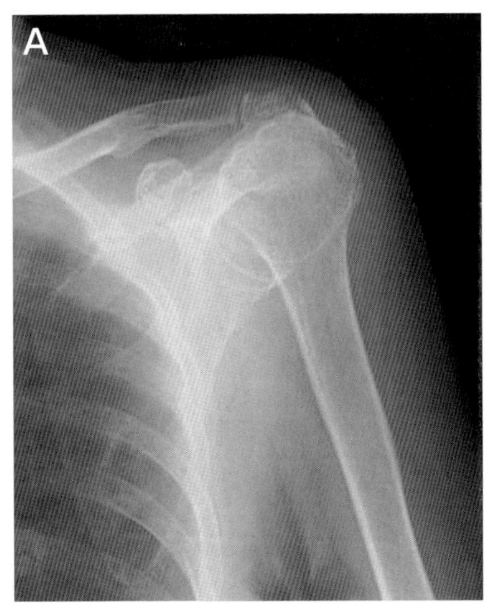

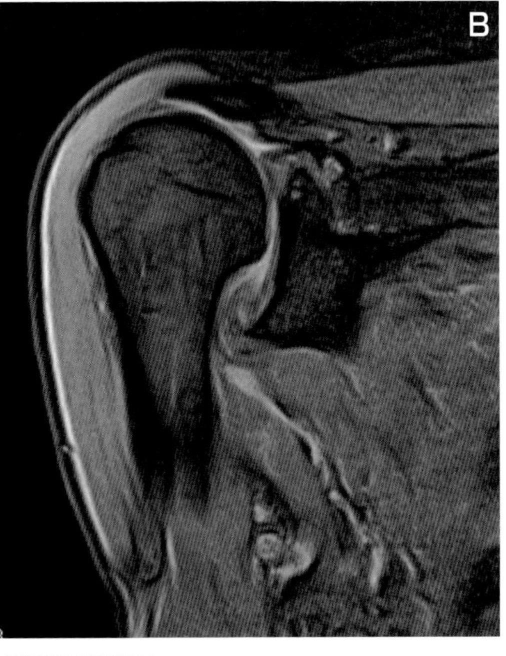

図 2-6　腱板断裂性関節症

A：XP 左肩関節正面．89 歳女性
上腕骨頭の上方移動により，肩峰と上腕骨頭が関節を成し，肩甲上腕関節は OA 変化を認める．
B：MRI，右肩 T2*前額断像．80 歳男性
棘上筋腱は消失し，肩峰と上腕骨頭で関節を形成する．

急性の激しい肩の痛みは結晶誘発性のもの（石灰沈着性腱板炎，痛風，偽痛風など）（**図 2-7**）が定型的である。糖尿病（DM）や透析患者では化膿性関節炎（**図 2-8**），透析性関節症に注意する。真の筋力低下を伴う肩の痛み（痛みによる筋力低下ではない）があれば頚椎の神経根症状，肩甲上神経麻痺，腱板断裂などを疑う。腱板断裂では，手術的修復も視野に入れる。まれに脊髄空洞症などが原因となるシャルコー関節があることも注意する（**図 2-9**）。

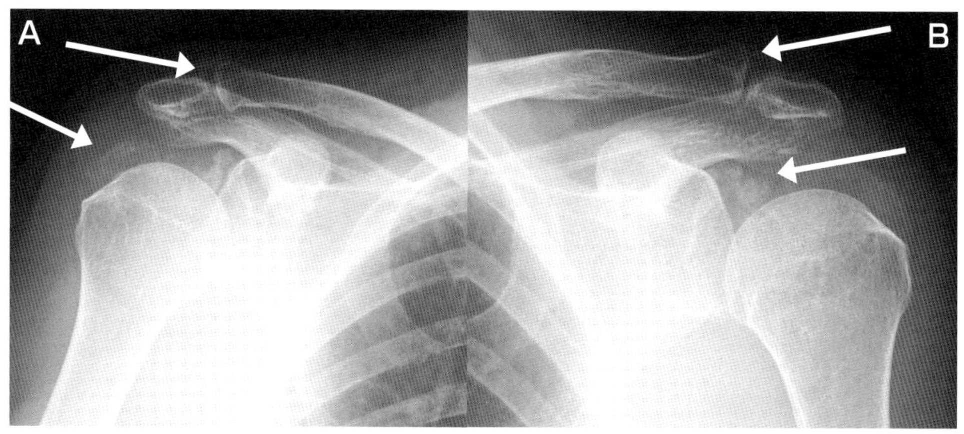

図 2-7　XP 両肩関節正面．80 歳女性
両肩甲上腕関節の石灰化と肩鎖関節の石灰化を認める（矢印）．A：右，B：左

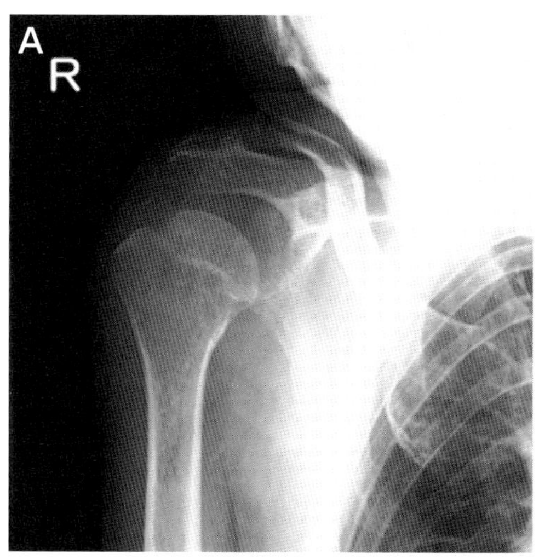

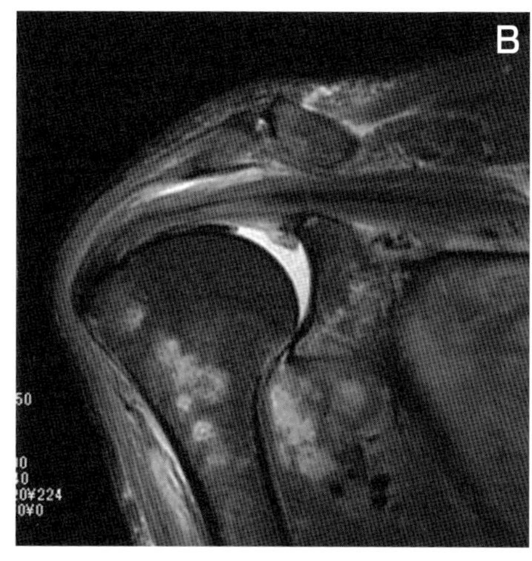

図 2-8　68 歳男性
右肩甲上腕関節の化膿性関節炎，上腕骨頭の骨髄炎．DM を合併．A：右肩関節正面 XP，B：右肩関節 MRI 脂肪抑制前額断像

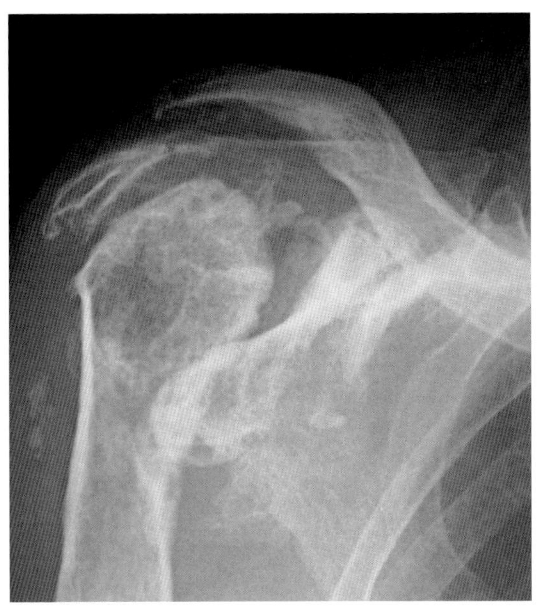

図 2-9　XP，右肩正面．79 歳女性，シャルコー関節
右肩甲上腕関節の高度な骨破壊を認める．

他の関節でも同じであるが除痛を優先する（図 1-14）。感染が否定できればステロイドの関節内注射が有効であるが，糖尿病患者では一時的に悪化する可能性が高い。次善の策としてヒアルロン酸（HA）の関節内注入を行う。この際，疼痛部が結節間溝にあるのか肩峰下にあるのかの鑑別は有用である。肩峰下では上腕骨を60°程度外転し，その位置で回旋運動を加えると疼痛が誘発される。あるいは，ズボンの後ろポケットに手を入れた状態で，大結節周辺で棘上筋腱が触知されれば断裂ではなく，同部に疼痛があれば腱板炎であることがわかる。この場合も肩峰下滑液包に HA を注入すると軽快する。上記二者でない場合は，関節液貯留を伴う関節症のこともあり，その場合は関節腔内に注入する。最大の疼痛が存在する部位にステロイドと局所麻酔剤の混合液を注入する（トリアムシノロン〈40 mg〉1 V の 1/3〜1/2 量と 5 mL の 1%リドカインを混和）。運動練習可能になればできるだけ早く可動性の回復を目指す[132]。安静時の痛み（すなわち夜間痛）がなくなり，肩の運動の最大限のところで少し痛みが起こる程度になってはじめて筋力強化運動ができる（図 1-15）。

リハビリテーション医療

1）物理療法

急性の肩部痛の除痛には，①冷湿布（20 分間あてて 20 分間休む）や，②2〜3 分間の氷マッサージが適応される。TENS（transcutaneous electro-nerve stimulation：経皮的電気神経刺激）は低周期（2～10 Hz）の鍼様 TENS と高周期（100～150 Hz）の通常 TENS，およびバーストモード TENS がある[134)135)136) pp216-231]。鍼様 TENS では 20～30 分の治療で 4～5 時間の鎮痛効果がある。通常 TENS は 20～30 分から持続的な使い方までいろいろあるが，疼痛—緊張—疼痛の悪循環を絶つ目的で，通常 1 日 1 ないし 2 回，1～2 時間行われる。バーストモードの効果は鍼様と同じであるがさらに強い忍容性と有効性がある[136) pp216-231]。鍼療法（および指圧）は除痛のために補助的に使うことができる[137)]。

徒手療法

①寒冷療法（コールドスプレーまた氷冷）を 20 分間[136) pp142-153]行ったのち緩除な可動域訓練（スプレーストレッチ）を行う。
②トリガー領域の指圧，トリガーポイント注射（局麻剤）は除痛効果がある。
③自動介助また筋エネルギー徒手療法[138) pp136-156, 180-193]（**表 2-1**）。

表 2-1　筋エネルギー徒手療法の原理[138) p22]

・相反性抑制	：主働筋の収縮が反射的に拮抗筋を抑制
・等尺性収縮後弛緩	：筋の等尺性収縮を行うと同筋が反射的に抑制

これらの療法で頚椎の運動性が良くなり，痛みが軽減し，機能の回復が期待できる[100)-103)]。癒着性関節包炎[139)]では保存療法が効果不十分で，疼痛や運動制限のため肩の機能が妨げられている難治症例では，局所麻酔下での徒手矯正が適応となることもある[140)141)]。痛覚過敏部を母指や示指で 1 関節 5 分程度深くしっかり圧迫すると除痛効果がある[22) p148]。深い横方向への摩擦マッサージ（示指，中指の指腹を痛む結節間溝の骨面や腱板の付着部の骨表面につけ，指先を腱の走行に交差するようにゆっくり強く骨面から離れないよう押しあて，動かす）を痛みが取れるまで週に 2，3 回続ける[142) pp44-45]。非炎症性の肩関節障害の痛みのコントロールには肩甲骨，肋骨，肩甲上腕関節領域の徒手牽引とともに関節可動域範囲内での ROM 訓練であるモビリゼーション（繰り返し短い可動域で素早く短時間行う ROM 訓練）を段階的に行うことが有効であり，可動性の回復にも役立つ[142)]。

2）運動療法

伸張訓練

急性の激しい肩の疾患（急性の石灰沈着性滑液包炎）では他動的な運動も困難となる。早期には肩甲上腕関節に痛みが起きないようにしながら肩甲骨のストレッチ運動から始める。コッドマンの振り子運動は可動域を改善する初期の運動としてよい（**図 2-10**）。痛みがコントロールできればタオルや棒を使って，耐えられる範囲で屈曲，外旋，内旋運動をして伸張する[2)]（**図2-11**）。水平外転と水平内転運動も付け加える。プーリーによる交互運動（**図2-12**），壁つたい運動（**図2-13A**），戸口での伸張訓練（**図2-13B**）などの自主トレは慢性の軽い癒着性関節包炎に有効である[2)107)109)139)143)]。

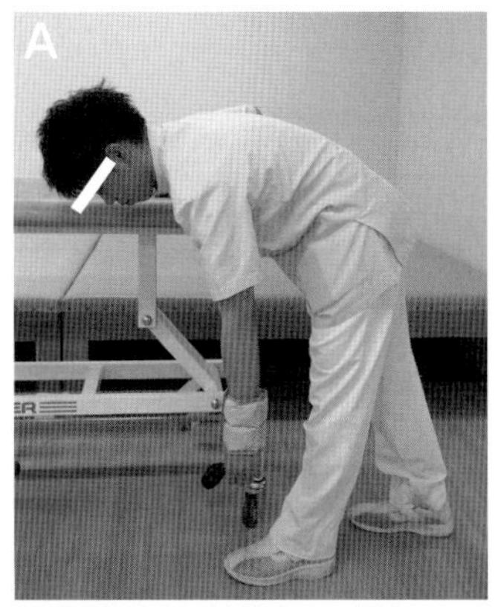

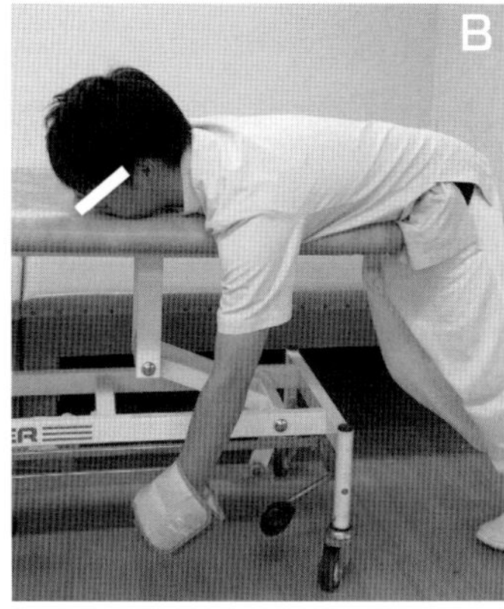

図2-10　重力利用振り子運動（コッドマン体操）
体を前屈し，重力を利用して肩と腕の回旋運動や振り子運動を行い，屈曲，伸展，外転方向へ動かす．腕の自重を利用した振り子運動で，できるだけ三角筋などの筋力を使わずに運動する．この運動は立位（A）でも，ベッドの端にうつぶせになっても（B）行うことができる．立位ではテーブルの上端か椅子で体を支えて行うとよい．

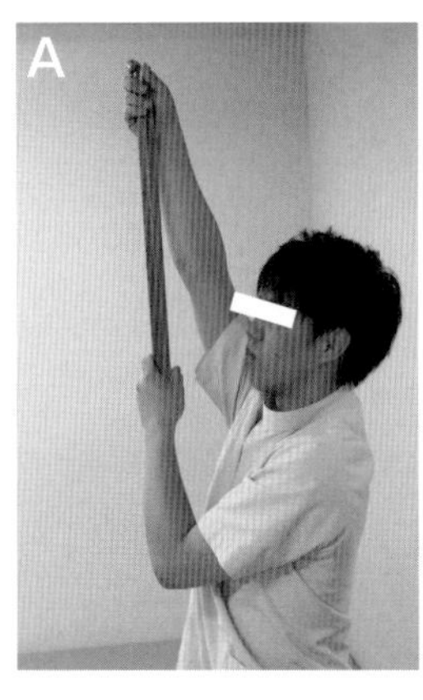

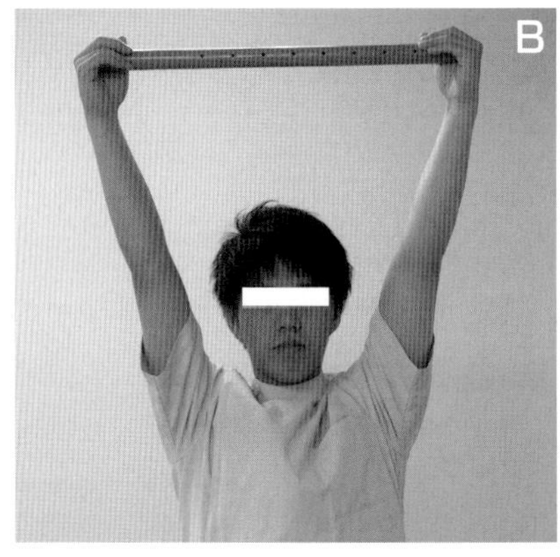

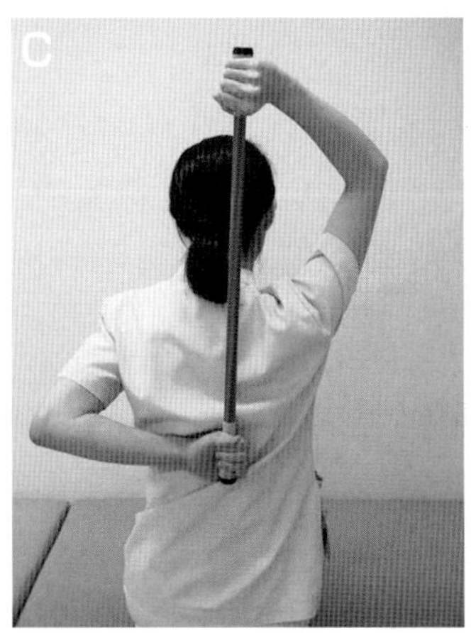

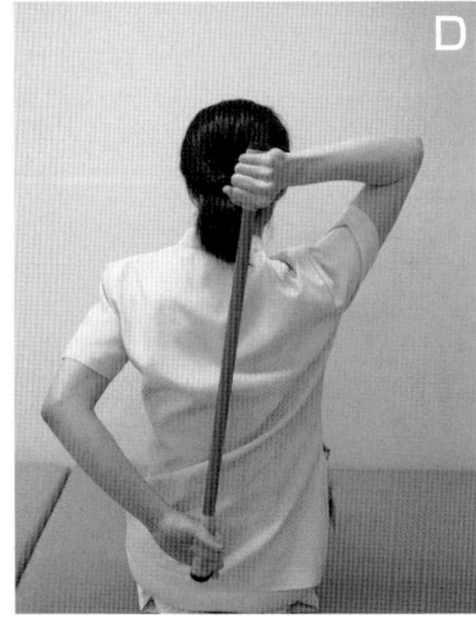

図2-11　棒体操
A：棒を健側の左手で持って患側である右肩の可動域の改善させる屈曲方向に押す．B：棒体操の屈曲（前方挙上）運動を示す．C：棒またはタオルを背部に回して外旋と内旋運動を行う．右手で棒を持ち，徐々に左手を上に引き上げる（左肩の内旋）．5数える間保持する．3~5回繰り返す．この運動は鏡の前で行うとよい．D：右肩の外旋運動として，右手を頭から胸椎方向へ，左手で引く．

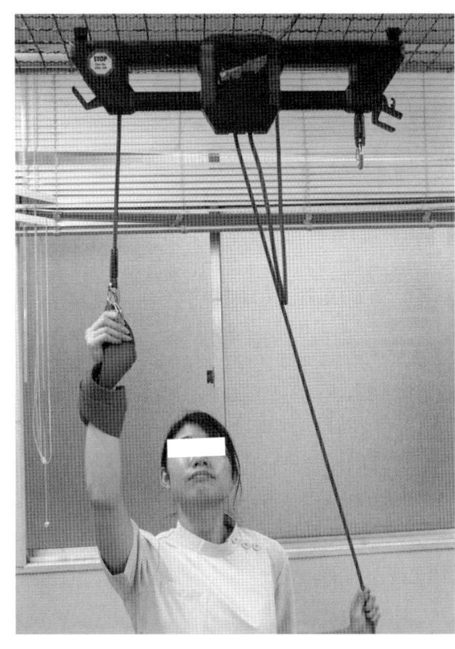

図 2-12　プーリー運動
左腕（健側）でロープを引き下ろし，右肩（患側）を伸張する．滑車装置の下を移動することで，方角を変えることができる．近年は redcord® を利用したプーリー運動，懸垂運動が広く行われている．

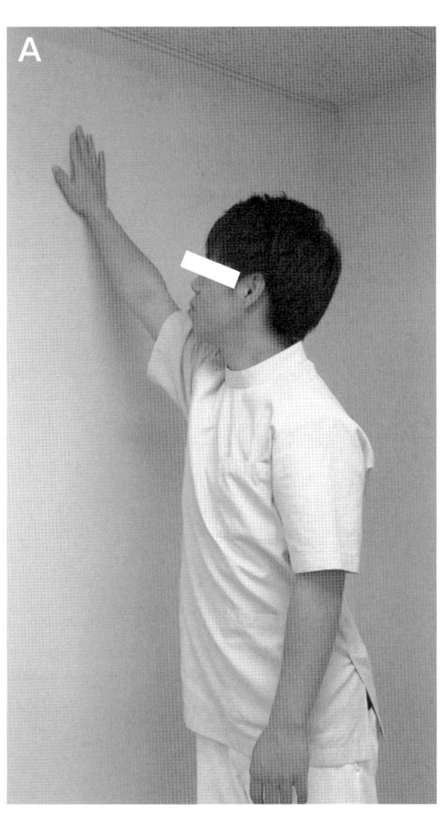

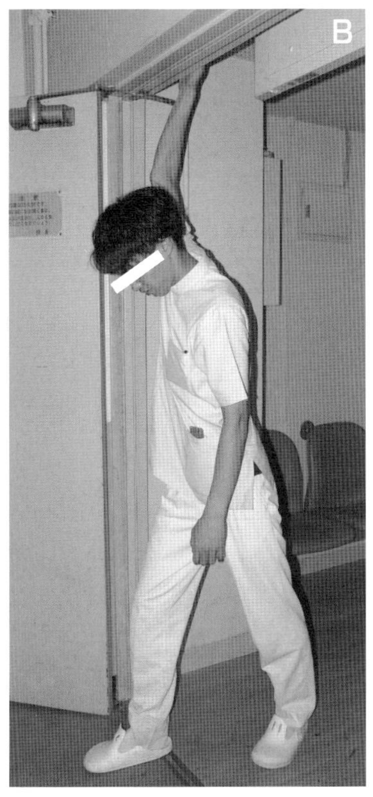

図 2-13　身近な伸張訓練

A：壁伝い訓練．指と壁との間の摩擦を利用して肩の伸張をはかる．指が上がる一番高いところに印をつけ，進歩の度合いをみる．屈曲訓練には壁に対面し，外転訓練では壁の横に立つ．

B：戸口訓練．出入り口の上の壁に手をかけて肩の伸張を行う．

筋力強化

筋力強化運動は三角筋の等尺性運動から始める。肘を胸壁につけて肩の動きを少なくして訓練する（セラバンド®，ビーチボール，ひも，枕などを使う）。次に手首の抵抗を加えて内旋，外旋の等尺性運動を行う（**図 2-14A, B**）。さらに上腕二頭筋・三頭筋の等尺性運動（**図 2-14C**）を追加する。上記の運動が問題なくできれば弱い抵抗を加えての，等速運動あるいはおもりを利用した等張性筋力強化訓練を次第に強くしていく。そして，肩甲上腕関節を主に動かすゴルフやテニスなどのスポーツを行うことがさらに関節の可動域を改善させる。ただし，適度なウォームアップ・クールダウンが必要である[143]。

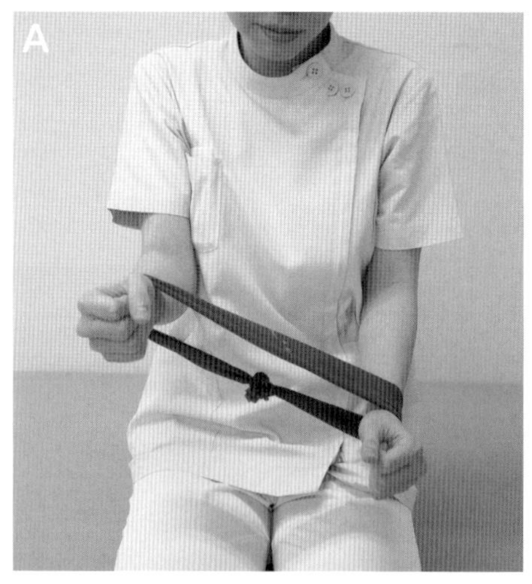

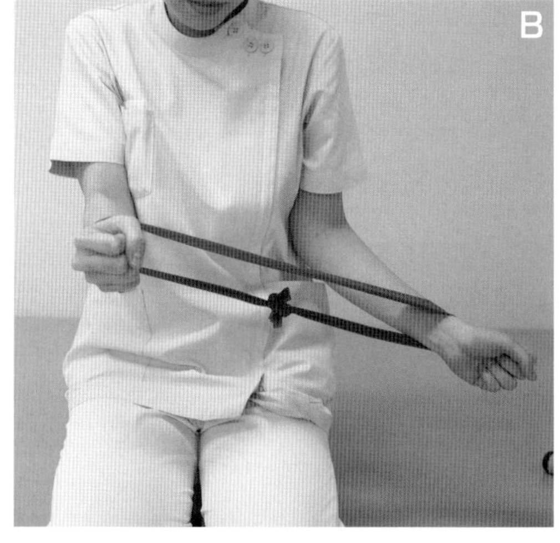

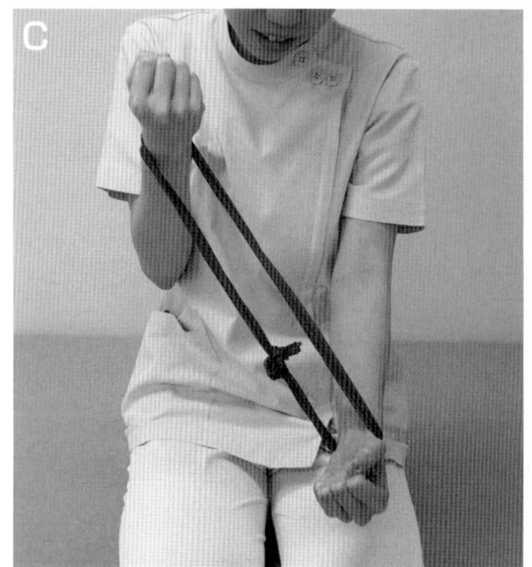

図 2-14　肩周囲筋強化
A，B：三角筋―外旋筋の筋力強化運動
輪にしたセラバンド®を両方の手首にかける．左肩の外転，外旋運動を反対側の腕で抵抗する．最大の収縮状態にして 10 数える．1 日 1，2 回行う．
C：上腕二頭筋，上腕三頭筋の筋力強化運動
右の二頭筋と左の三頭筋にセラバンド®の抵抗による等尺性収縮が起こる．最大限の強い収縮を保ち，10 数える．

3）安　静

肩の痛みや炎症を悪化させる恐れのある動作や活動を避ける。

ADL

一側の上肢だけに負担をかけずに両手を使うなど肩の使い過ぎを避ける。仕事場では戸棚，道具，台所の貯蔵品に最小限のROMで届くように配置を考える。必要ならばリーチャー（**図2-15**），踏み台，はしごの使用，買い物にはショッピングカートを使い，大きい荷物は小さくまとめて運ぶようにする。書類カバンや重い物を持って行くときも旅行時も，できればスーツケースやバックパックなどを使うのがよい[2)22)]。

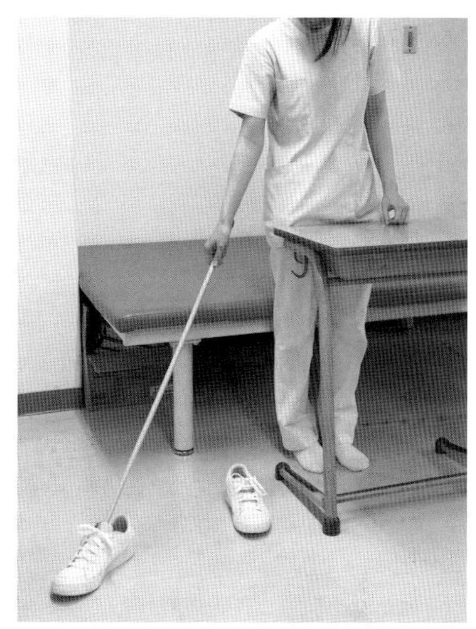

図2-15　リーチャー
床に落ちた物を拾うことができないのを補う自助具の一つである.

固　定

肩に急性の激しい痛みのあるときは三角巾を使う。とくに電車の中や人ごみなどでは一般人への注意喚起によい。

4）その他

動機づけ面接，コーチングや認知行動療法は難治性の慢性疼痛のマネージメントに有効である[116)117)144)145)]。

3. 肘関節

外来でよく出会う二つの肘の障害は，上腕骨外側上顆炎（テニス肘）と内側上顆炎（ゴルフ肘）である[146)-148)158)]。外側上顆炎では外側上顆の痛みと，その関連痛が手首に出現する[131)pp335-337]。回外筋（表面からは肘窩の橈骨骨頭および橈骨近位端部上に位置する）にトリガーポイントがよくあらわれ，圧痛とともに肘の伸展や回外運動が軽度に制限されることもある[131)pp354-356]。外側上顆についている伸筋腱膜と内側上顆についている屈筋腱膜の付着部炎は，週2回，15分の局所の横方法の摩擦マッサージによく反応する[2)142)]。超音波療法やとくに局所のステロイド注射は有用である。前腕伸筋のモーターポイント領域にあるトリガーポイントや回外筋にあるトリガーポイントは一般に氷マッサージやスプレーストレッチが有効であり，ときには痛みを取るためリドカインの局所注射が必要である[131)132)142)]。

RAでは肘関節が侵されやすい。疼痛，熱感，腫脹，運動制限をきたす。進行すれば関節の強い破壊が起こる（**図3-1**）。食事，洗顔，洗髪には肘関節の屈曲方向への可動性の維持されていることがきわめて重要で，制限されれば人工肘関節置換術（TEA）も考慮する（**図3-2**）。RAでは結節を伴った肘頭滑液包の腫脹，痛風では肘頭部痛風結節の認められることがある。滑液包の穿刺排液は損傷しやすい組織なので，感染にとくに注意しなければならない（**図3-3**）。リウマトイド結節内へ

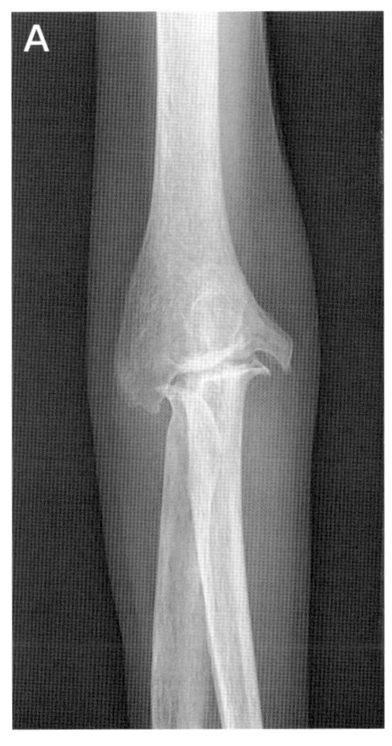

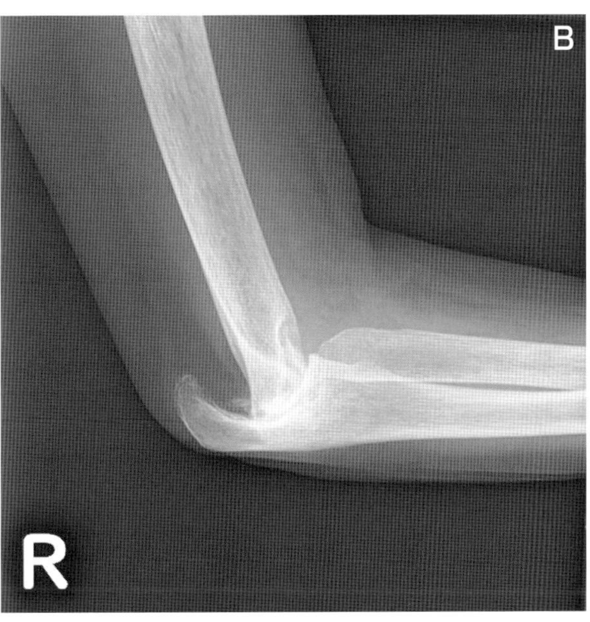

図3-1　XP，右肘2方向．50歳女性RA．A：正面，B：側面
肘のムチランス変形．肘関節は高度に破壊されている．

の局所ステロイド注射[236]（2～5mg トリアムシノロン）（注：トリアムシノロンなどステロイド剤は皮膚に近い部位での使用には注意が必要である。脂肪層の萎縮による皮膚陥没などが報告されている[231]）によってその大きさは減少し，圧迫からくる不快感も少なくなり，外観も良くなる[2]。

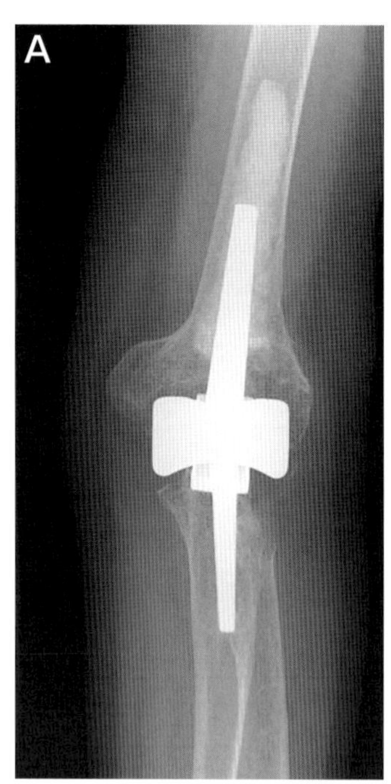

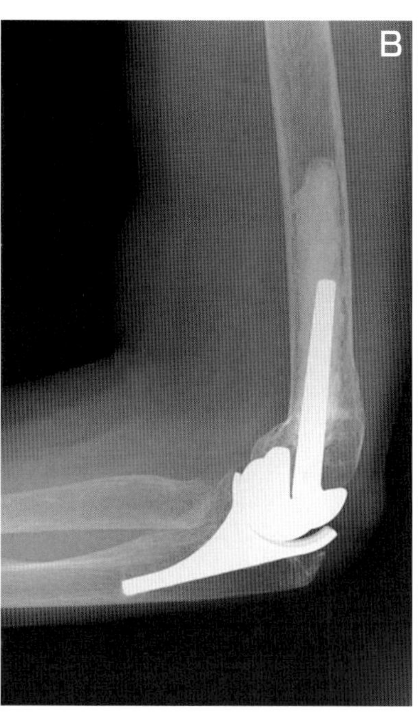

図 3-2　XP，右肘 2 方向．56 歳女性 RA，TEA．A：正面，B：側面
TEA の適応は痛みのある肘関節不安定症，または洗顔不能，排泄処理不能など高度 ROM 制限である．

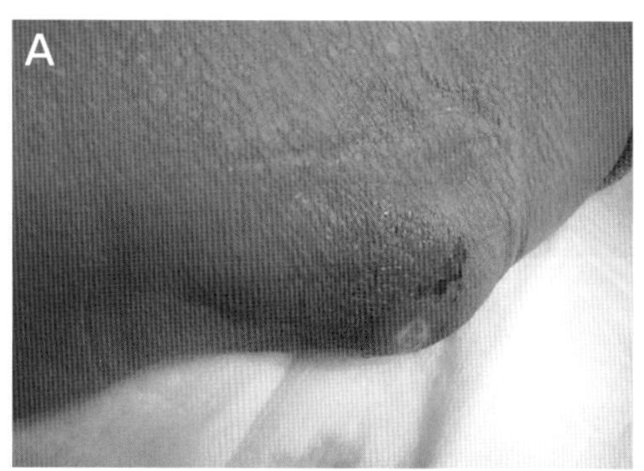

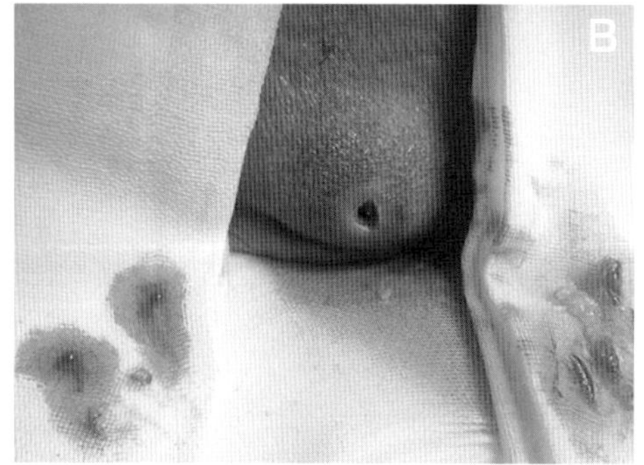

図 3-3　肘頭部感染性滑液包炎．58 歳男性 RA，プレドニゾロン（PSL）10mg 投与中
他医でゲンタマイシン軟膏処置をされていたが治癒しないため当科受診．滑液包が外界と交通し（A）感染していたため，局麻下に創部を大きく開放し，洗浄と病巣掻爬（B），ガーゼタンポン処置を行った．抗生物質に頼らず，物理的な処理を追加することで，治癒が早くなる．

リハビリテーション医療

1）物理療法

急性炎症，外傷，激しい運動後のアイスパック，あるいはトリガーポイントでの1日4回2～3分の氷マッサージのように，氷は疼痛のコントロールによく使われる。超音波療法（および摩擦マッサージ）は亜急性および慢性の上顆炎の症状を和らげる。RAでは温浴[114]やホットパックで鎮痛され，伸張訓練がしやすくなる。あるいは反対に冷却後伸張することでトリガーポイントのある回外筋や前腕伸筋の伸張訓練が容易になることがある[22]。

徒手療法

亜急性および慢性の中等度から高度の痛みのある上顆部に対する週2回ないし3回，1回2～5分の摩擦マッサージ[22][142]や筋力増強訓練と伸張訓練の自主トレが有効であると報告されている[148]。トリガーポイントでの指圧マッサージや回外筋および前腕伸筋に適用される冷却後伸張法によって外側上顆炎の疼痛が軽くなることがある。しかし，コクランレビューによれば指圧・マッサージの科学的有効性は示されていない[112]。

2）運動療法

伸張訓練

肘の拘縮を強い力で引き伸ばす運動は関節に損傷を与える危険性があり，避けるのがよい。関節炎のある肘に対しては屈曲，伸展，回内，回外の緩やかな自助介助運動が適している[22][138][142][143]（図3-4）。

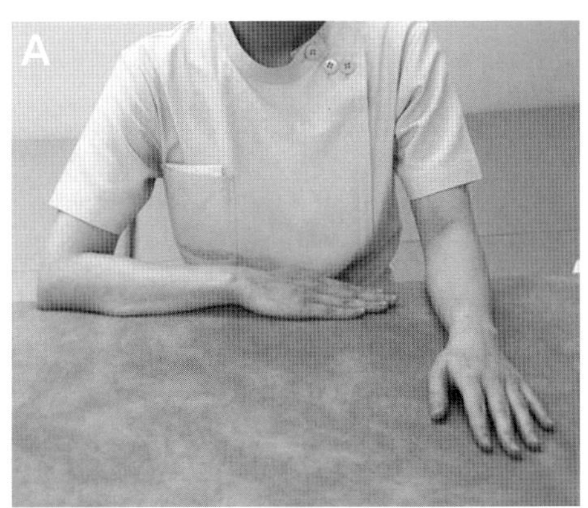

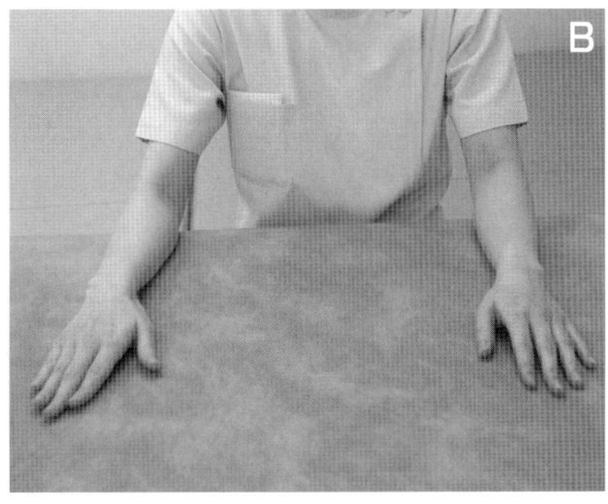

図3-4　肘の屈伸運動

前腕を支えるため机の上で行うと重力を除去できる．肘を屈伸させる（A→B，B→A）と，机の摩擦を利用した伸張訓練と筋力強化訓練ができる．

筋力強化

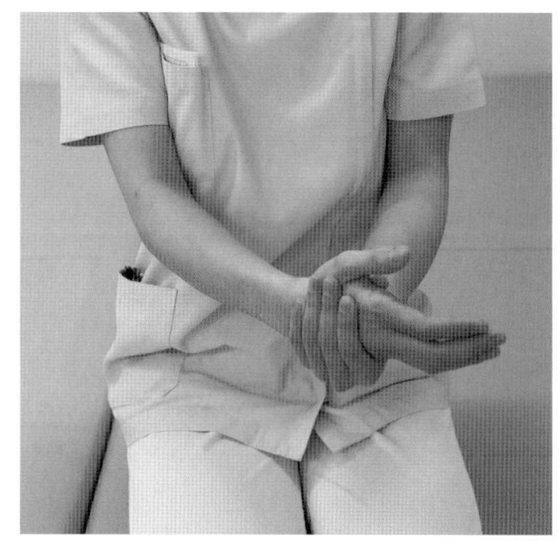

図 3-5　手根伸筋の筋力強化（等尺性訓練）
患者は手の背側にもう一方の手を添え，手首の伸展に抵抗し，10 数える．最大等尺性収縮を行う．

痛みがなく運動ができるようになれば（上顆炎では全可動域），また RA では簡単な機能的動作（たとえば食事の摂取）に適した可動域が回復すれば，等尺性運動による筋力強化訓練を行う。徒手抵抗運動を行い，大きな声で 10 数える。手の背側，ついで手掌側に痛みが出ない程度で最大の筋力を出す。これを 2 回繰り返し（2 回繰り返しを 1 セットとする），1 日 2 セット行う[143]（**図 3-5**）。セラバンド®，ビーチボールなども抵抗として利用できる（**図 3-6**）。2〜4 週後，痛みが出なければ（図 1-14, 15），より負荷のかかる 200〜500 g のおもりを用いた等張性運動に一段階上げる（**図 3-7**）。疼痛がなく機能的な作業がすべてできるまで進めていく。ついで，ゴルフやテニスなどのスポーツも始めてよい[2]。

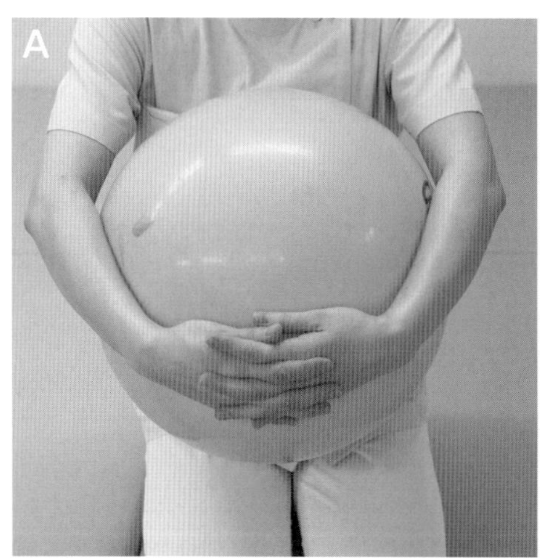

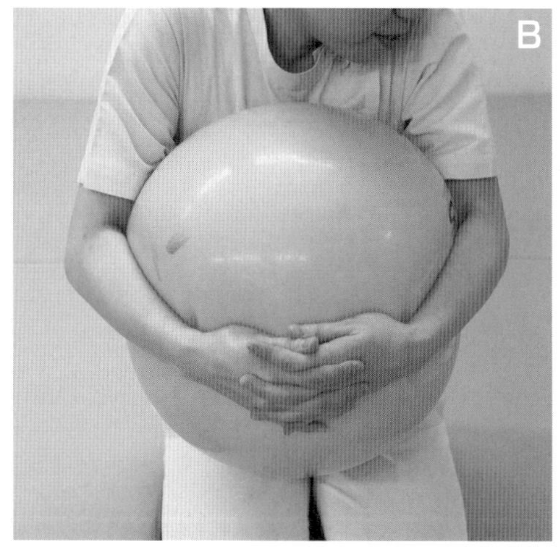

図 3-6　上腕二頭筋，大胸筋の筋力強化
ビーチボール（A）をそれ以上圧迫ができなくなるまで強く抱く（B）．この等尺性訓練で 10 数える．

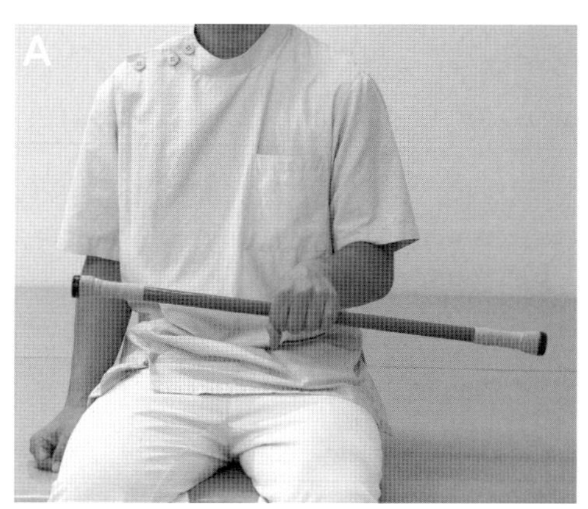

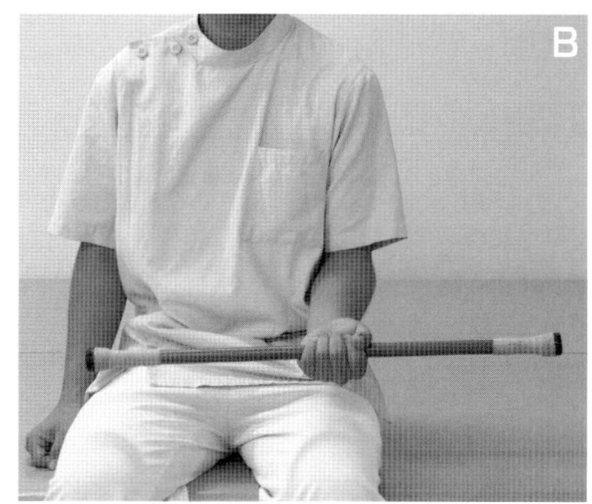

図 3-7　肘，手首の回内（A）・回外（B）伸張訓練（棒やバトンを用いた自動介助運動）
棒を回転させ，手首や肘の回内，回外を行う．胸壁に肘をつけて肩の動きを除く．

3）安　静

ADL

肘の保護のために日常生活動作を修正する。利き手側が障害されれば，両手の使用を促し，反対側の手を使うように指導する[23]。

固　定

急性で重症の外側上顆炎では前腕伸筋の緊張を緩和するために前腕のコックアップスプリント（OT で作成するか，装具士に依頼）が用いられる[143]。症状が強いとさらに三角巾が必要となることがある。外側上顆炎が改善すれば，外側上顆の約5cm 遠位にテニス肘サポーターを付けて，筋の付着部にかかる負担を軽減する[149]（**図 3-8**）。これは疼痛が改善するまで橈骨神経麻痺に注意しながら就寝時以外装着し，その後は激しい作業（たとえばテニス，ゴルフ，大工仕事）のときにする[2]。

RA では内外反動揺性が存在することが多いため，プラスチック性半開き肘装具，あるいは溝状装具がよく，肘継手のあるプラスチック性装具が軽くてよい（**図**

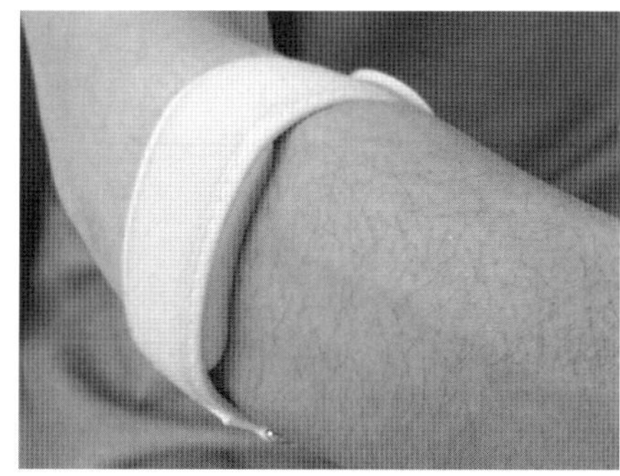

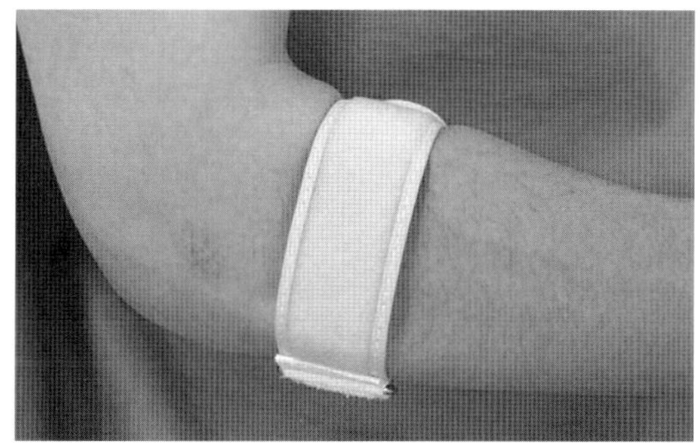

図 3-8　エルボーサポーター
市販のもので，上腕骨外側上顆から 5cm 遠位の筋腹を圧迫する．橈骨神経麻痺に注意．

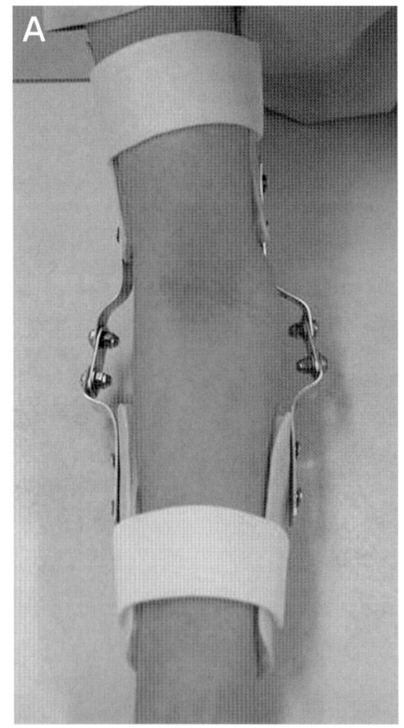

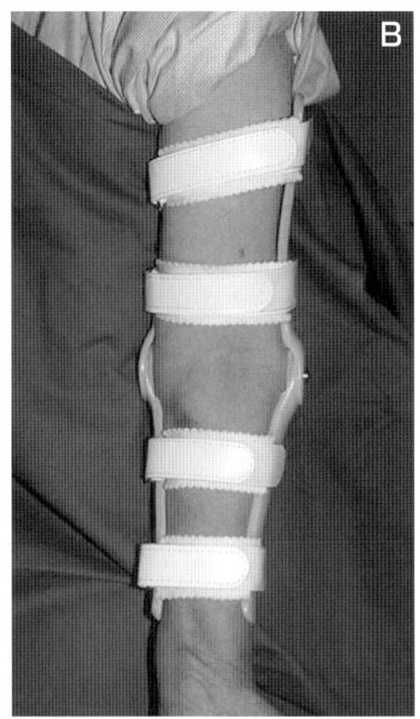

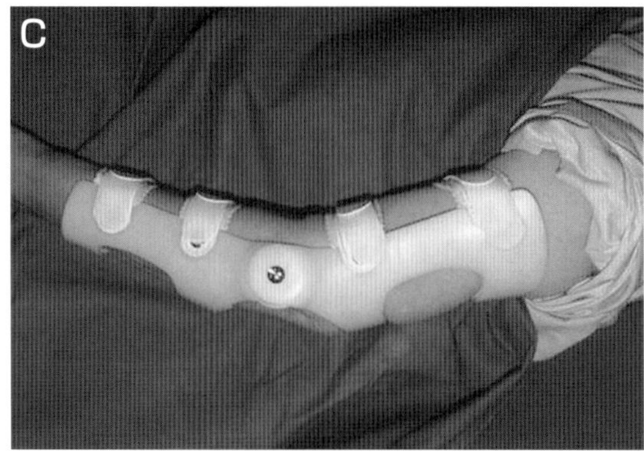

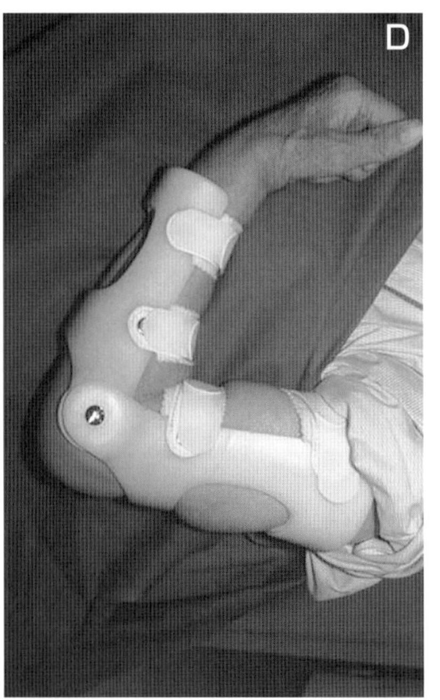

図 3-9　肘装具

A：オルフィット®で作成．継手も OT による．
B, C, D：義肢装具士が作成した装具．継手もプラスチック製である．

3-9）。動揺性が強く疼痛があり ADL 制限が強ければ TEA も視野に入れる。

4）その他

疼痛や ADL 障害が強ければ，公認心理士などのカウンセリングが必要となる。

4. 手　　部

手関節掌背側，MCP関節掌側にはガングリオンが多い（**図4-1**）。ステロイドの局注が有効であるが再発も多い。放置し自壊させると再発しにくい。外科的にガングリオンを摘出しても再発する可能性がある[2)]。

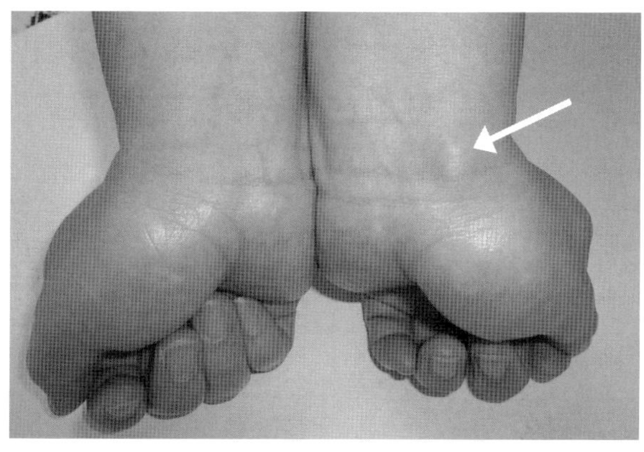

図4-1　左手掌部ガングリオン（矢印）．56歳女性

三角線維軟骨複合体（TFCC）の軟骨石灰化症はX線上非常によくみられる（**図4-2**）が，症状のある偽痛風（**図4-3**）や痛風は少ない。尺骨突き上げ症候群（**図4-4**）や外傷性のTFCC損傷（**図4-5**）は交通事故やアスリートに多く，尺骨の短縮骨切り術など外科的治療を要することもある[150)151)]。

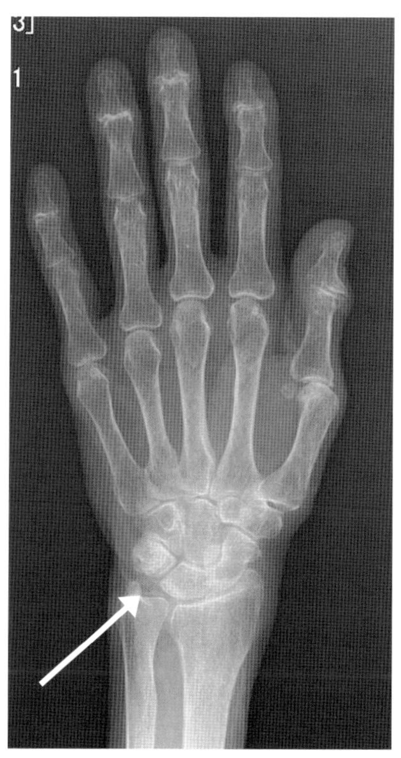

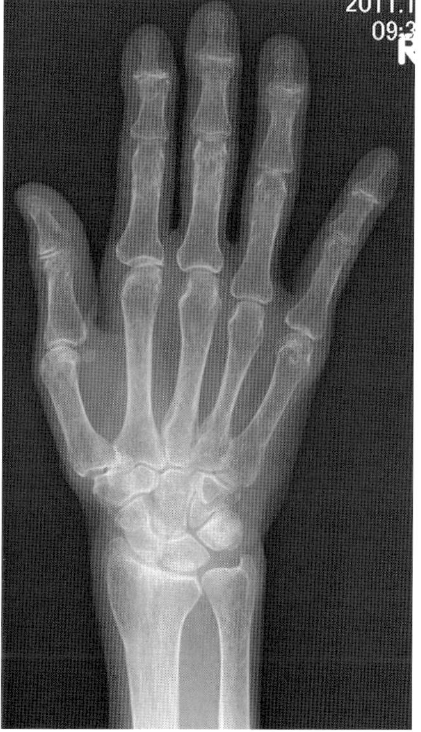

図4-2　XP，両手正面．87歳女性．左TFCCの石灰化像（矢印）

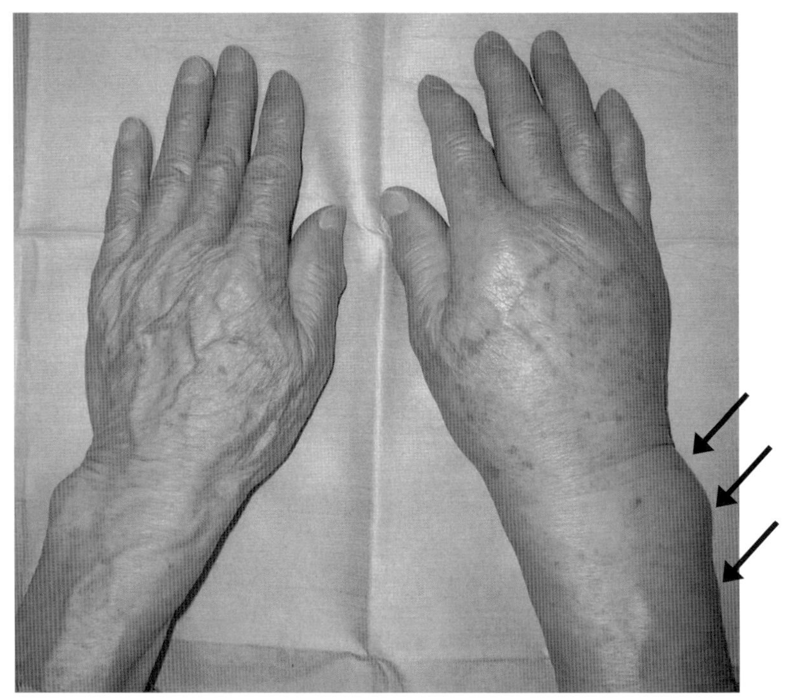

図 4-3　78 歳女性
右手関節の偽痛風発作，右手関節尺側を中心に腫脹と発赤を認める（矢印）.

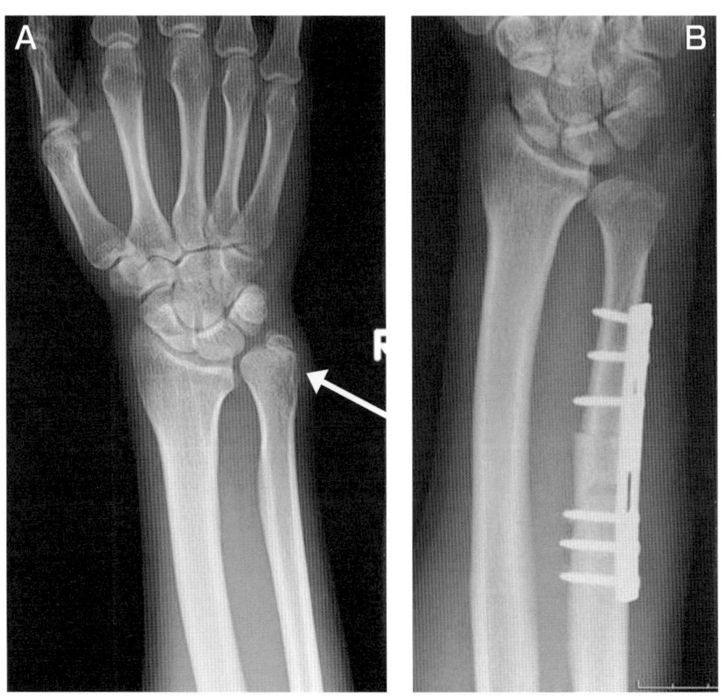

図 4-4　XP 右手関節正面．A：術前，B：術後．28 歳男性
尺骨プラス変異，右尺骨突き上げ症候群．尺骨短縮骨切り術を適応した．

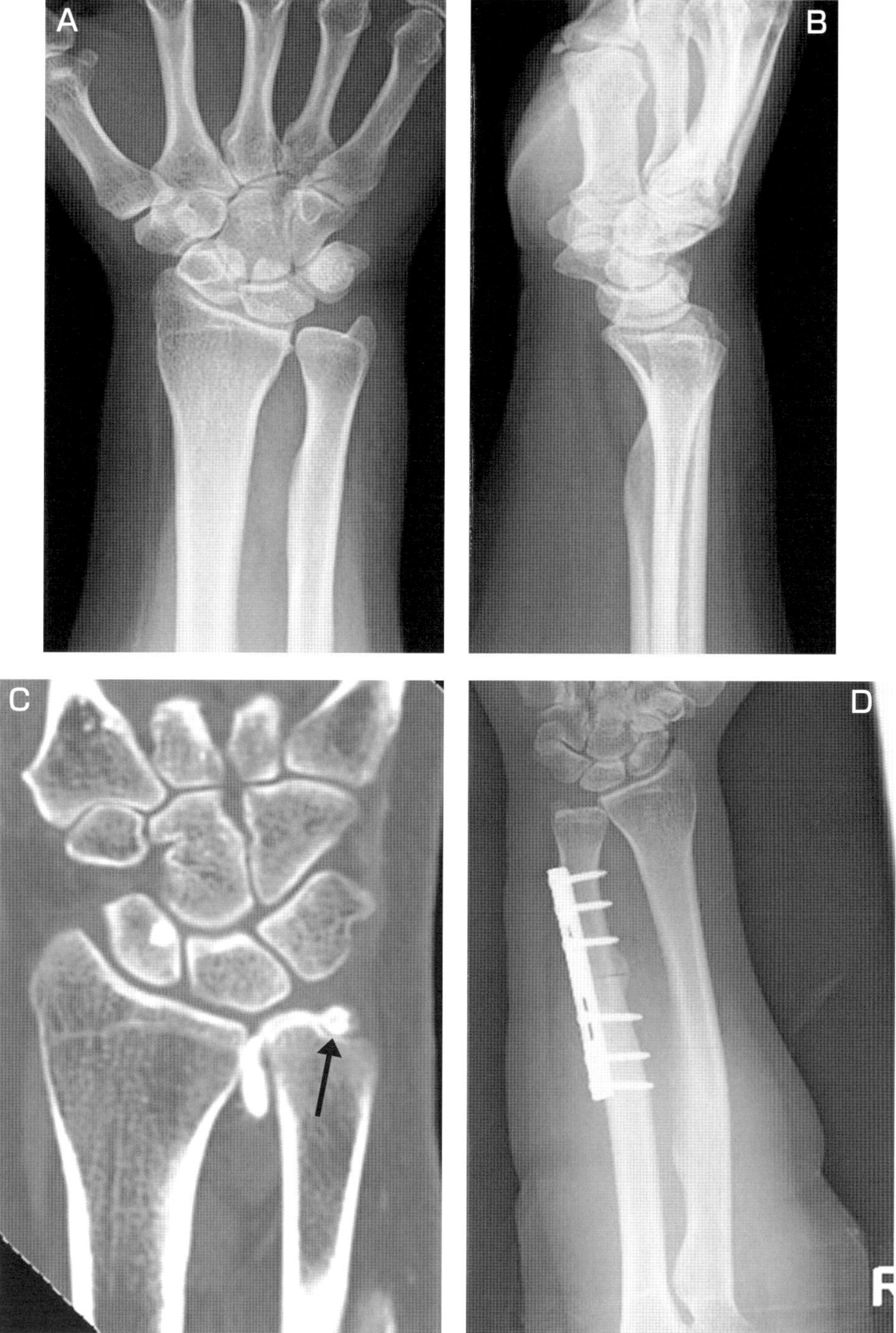

図 4-5　TFCC 損傷，25 歳女性．A：XP 右手関節正面，B：XP 右手関節側面，C：造影 CT 前額断再構築像
尺骨小窩に造影剤の貯留がある（矢印）．尺骨短縮骨切り術を適応した（D）．

RA および類縁疾患では手首が侵されやすく[1]，背側伸筋腱鞘の無痛性の腫脹から有痛性の腱鞘炎や腱断裂（とくに手指の伸筋腱）が多い（**図 4-6**）。さらに手根骨の高度の破壊性関節炎に基づく亜脱臼，拘縮，骨性強直まで病変は多種である[152]（**図 4-7, 8**）。

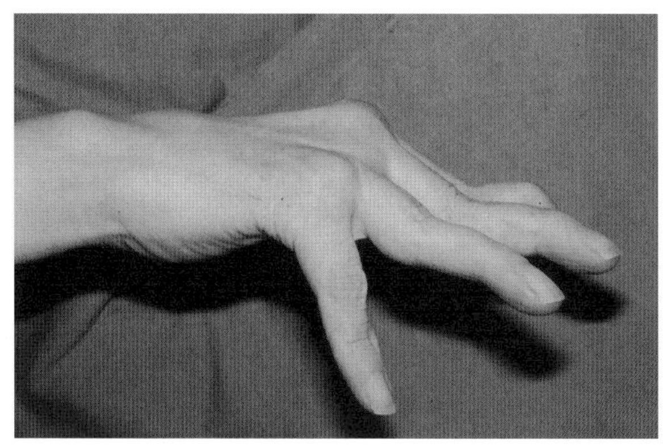

図 4-6　伸筋腱断裂．61 歳女性 RA
小指の自動伸展が不可能である．示指から環指は白鳥のくび変形を呈する．

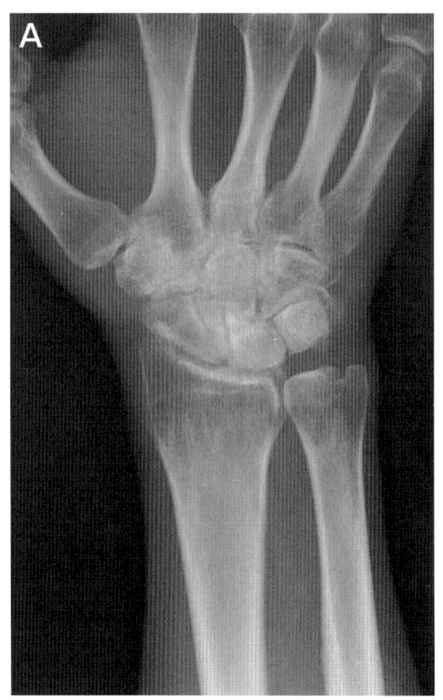

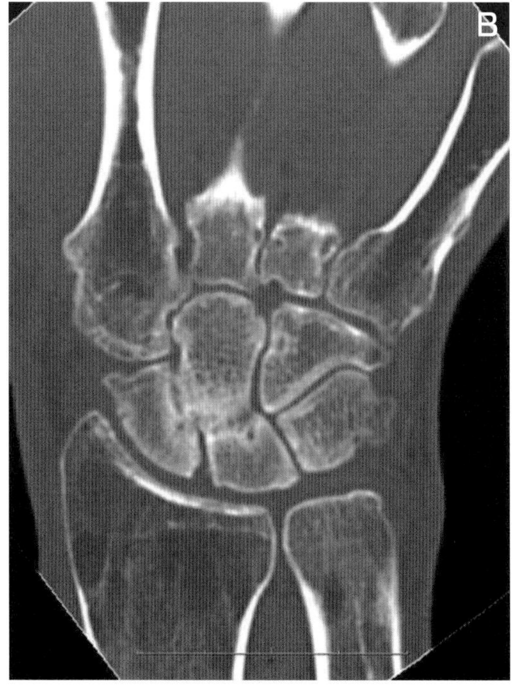

図 4-7　46 歳男性 RA．A：XP 手関節正面．B：CT 前額断再構築像
有頭骨，舟状骨，月状骨間の関節裂隙の消失と骨破壊を認める．

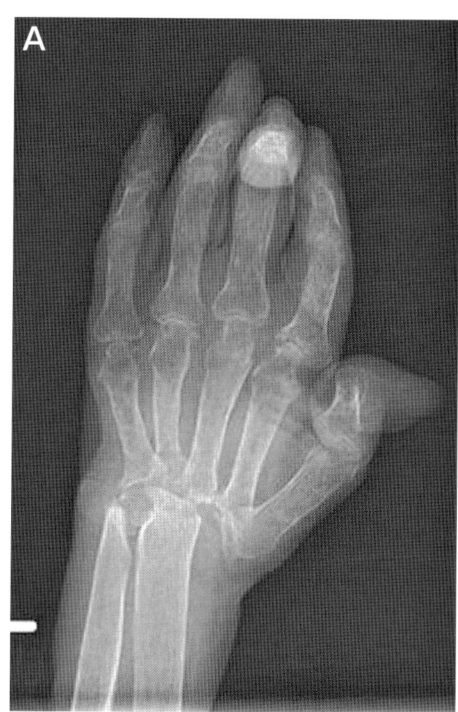

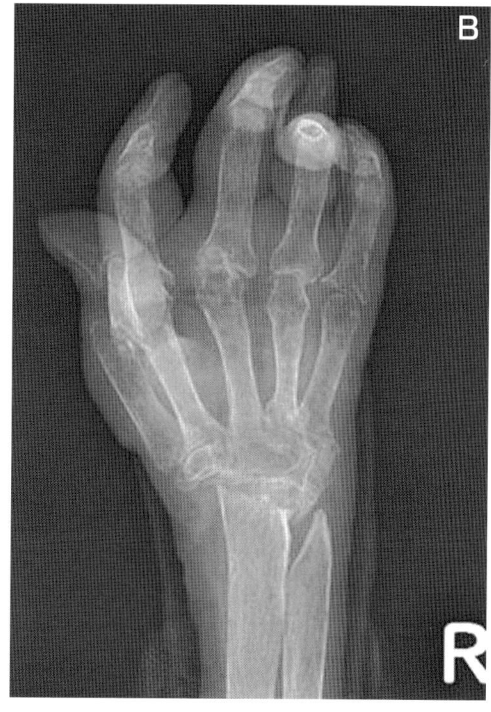

図 4-8　XP，両手関節正面．68 歳女性 RA
両手関節のムチランス変形，両側とも手根骨は高度に破壊され，手関節は不安定である．A：左，B：右

手首と手の疾患すべてに共通して，手首の緊張を軽減することが必要である。そのため日常生活動作を修正したり，手首の動きを制限し，しかも手の機能をできるだけ温存できる手首の装具を使用する（**図 4-9**）。

母指は巧緻運動と力強い把握に不可欠であるが，さまざまな病変にかかりやすい。手根管症候群は，特発性に起こることが最も多い（**図 4-10**）。手根管での正中神経圧迫は母指と示指を中心に知覚障害と母指球の萎縮が生じる。代謝障害（たとえば粘液水腫，妊娠，アミロイドーシス）に合併することがある。

母指伸筋腱のドケルバン狭窄性腱鞘炎（ドケルバン病）は母指基部（**図 4-11A**）に起こり，橈骨茎状突起周辺に圧痛がある。第 1 手根中手（CM）関節の骨関節症（母指 CM 関節症）は臨床上最もよくみられる疾患（**図 4-12**）である。第 1 中手指節（MCP）関節および指節間（IP）関節もよく罹患する。CM 関節，MCP 関節の動きを制限する簡単な装具（図 4-11）がある。これによってドケルバン病や第 1 CM 関節あるいは MCP 関節の OA では，過度の緊張がかからなくなるとともに有用な母指機能は保たれる[22)143)]。手指の捻挫で注意すべき疾患として Stener 損傷がある[153-154)]（**図 4-13**）。母指 MCP 関節の尺側側副靱帯損傷で完全断裂であれば，母指内転筋が靱帯断裂部と遠位付着部の間に介在し自然治癒が不可能となる。捻挫で必ず手術治療が必要となる数少ない外傷である。

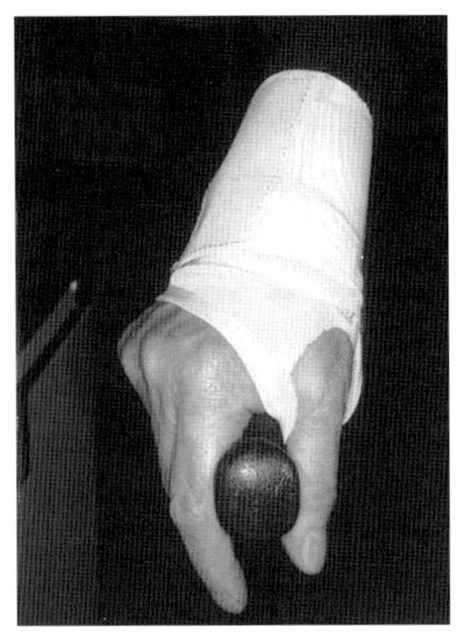

図 4-9　簡単な手首サポーター（オペロン® での簡易手関節固定装具）

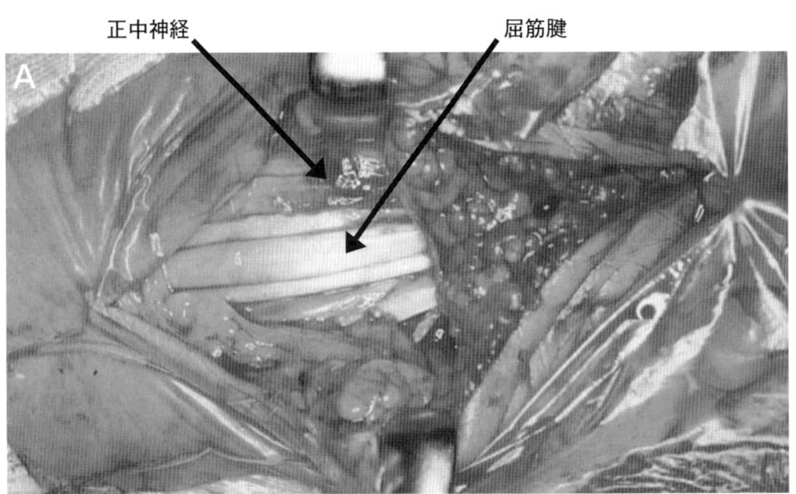

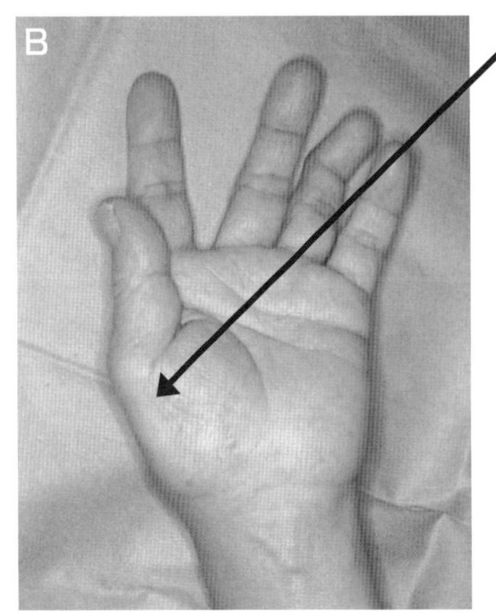

図 4-10　手根管症候群．56 歳女性 RA
術中滑膜炎の増勢をみる（A）．術前，母指球の萎縮（B）．

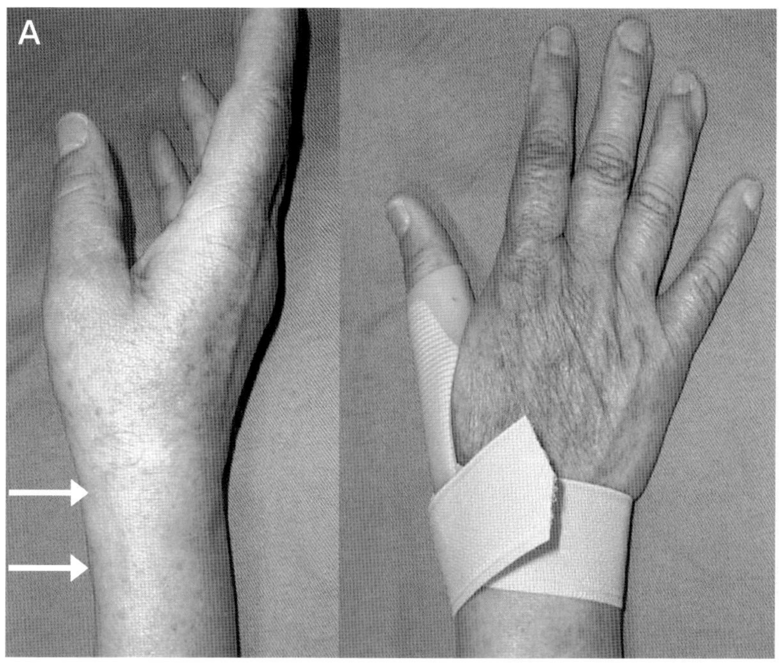

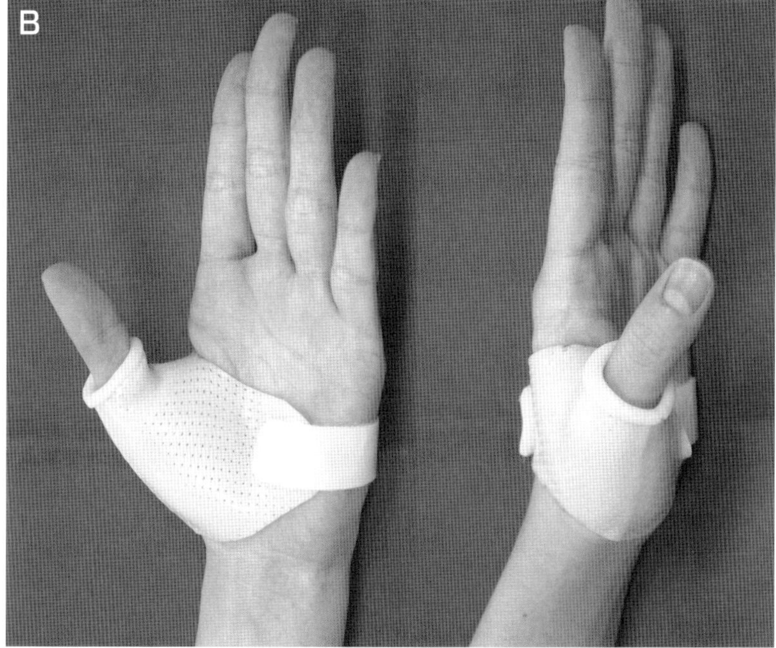

図 4-11　ドケルバン病，母指 CM-MCP 関節症用装具

A：ドケルバン病と市販の装具．B：熱可塑性プラスチック（サンスプリント®，オルフィット®，ポリフォーム® など 65～75℃で軟化し常温で硬化する低温熱可塑性プラスチック）を利用した短対立装具．OT が作成．母指 IP は完全に屈曲可能．装具の遠位掌側端は，指の MP 関節の動きを制限しないように遠位掌側皮線より近位にある．

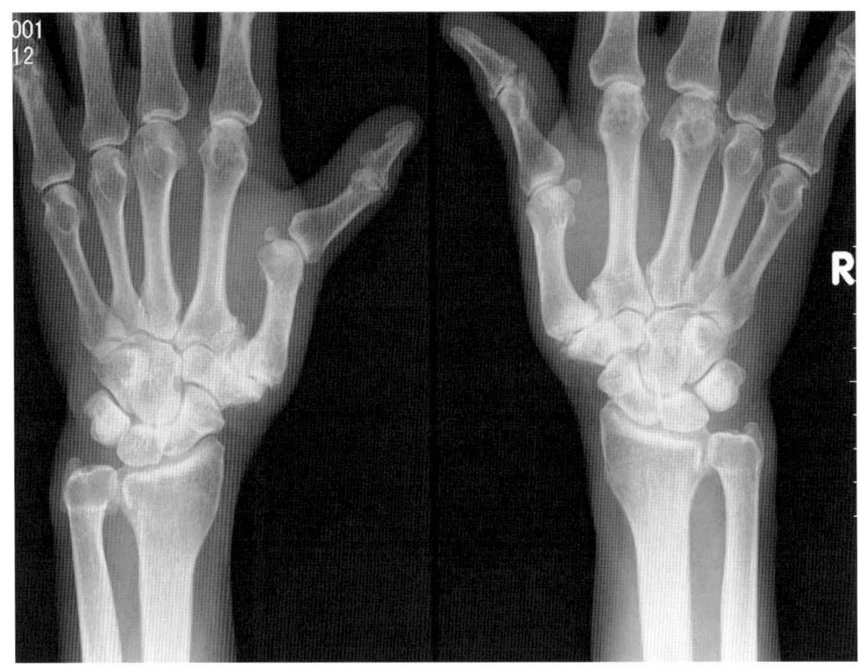

図 4-12　XP, 両手関節正面．65 歳男性 OA
母指 CM 関節，示指中指 MCP 関節に裂隙の狭小化と骨棘形成を認める．

手のリウマチ性疾患においては骨・関節以外に，軟部組織も罹患する。鎮痛と機能維持を目的として治療を考える[152)]。局所のステロイド注射は適応を選んで，また他のリハビリテーション治療と連携して行えば局所症状を抑えるのに有効である。しかし，近年の RA の治療では生物製剤を使用することが多くなり，ステロイドの多用（**図 4-14**）から生物学的製剤へシフトしてきている。

レイノー現象はできるだけ寒冷や喫煙を避け，保護手袋を使用して予防するようにする。バイオフィードバックで皮膚温を高めて虚血発作の回数と強さを減少させることができる[85) p863]。

SSc においては，装具や運動療法が有効である[85)]。デュピュイトラン拘縮は，最近では手術治療以外にコラゲナーゼの局所注入療法が保険適応となった（ただし現在供給停止中）。

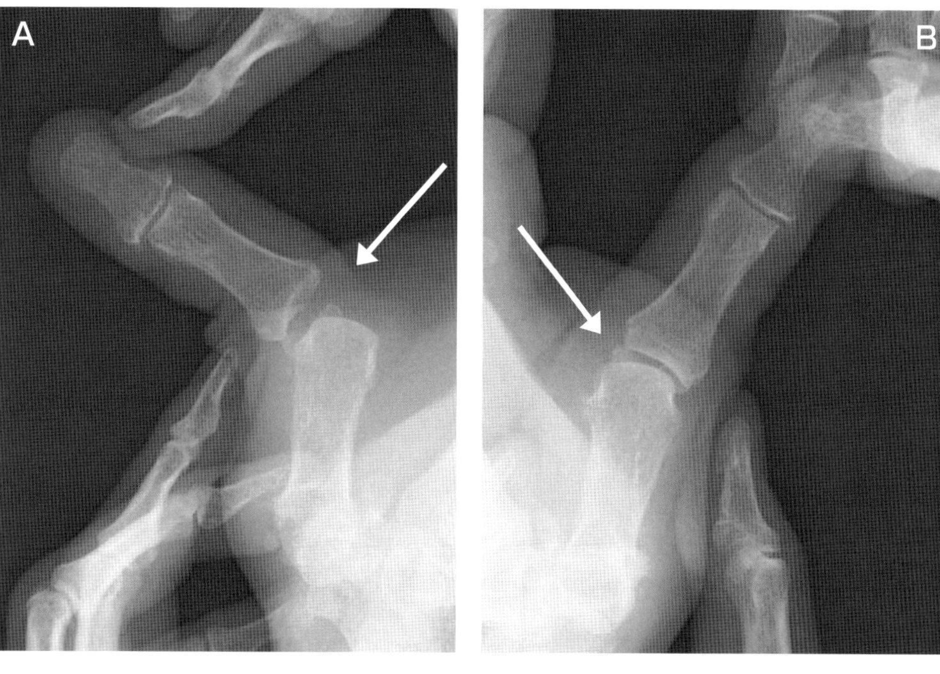

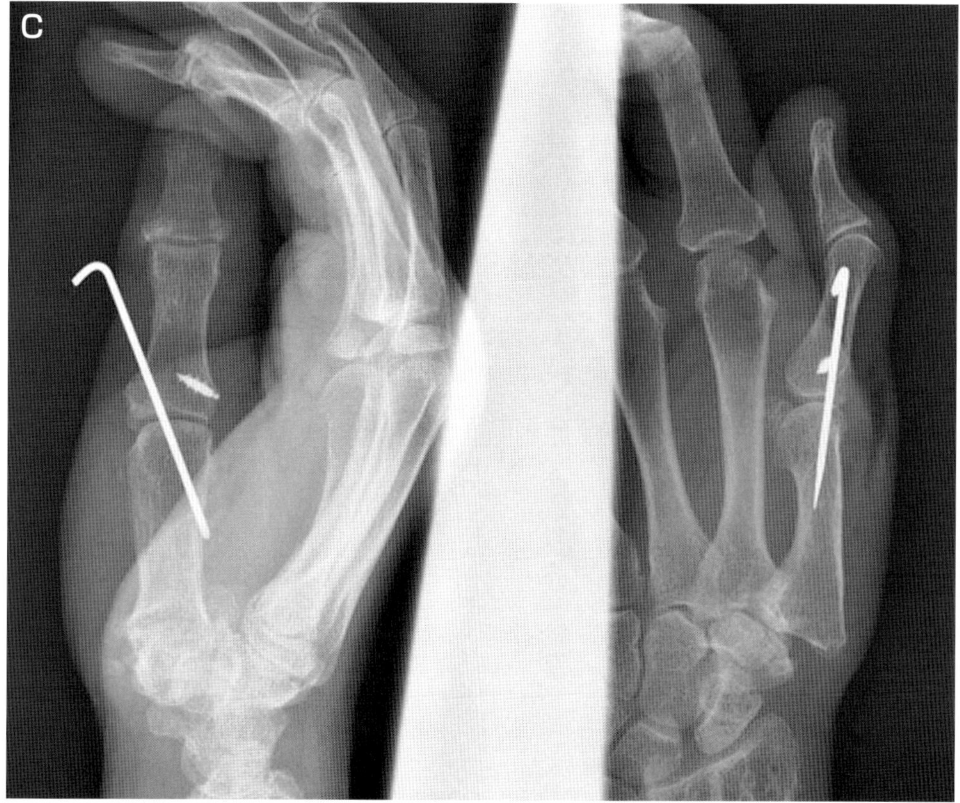

図 4-13　56 歳女性．Stener 損傷（Skier's thumb，スキーヤー母指）[154) p883]
母指 MCP 関節尺側側副靱帯の完全損傷．ストレス撮影で患側（A）は関節が大きく開大する（矢印）（B：健側）．大きな物を把持するときに必要な靱帯で，必ず手術治療を要する靱帯損傷である．C：骨アンカーを用いた修復術術後．

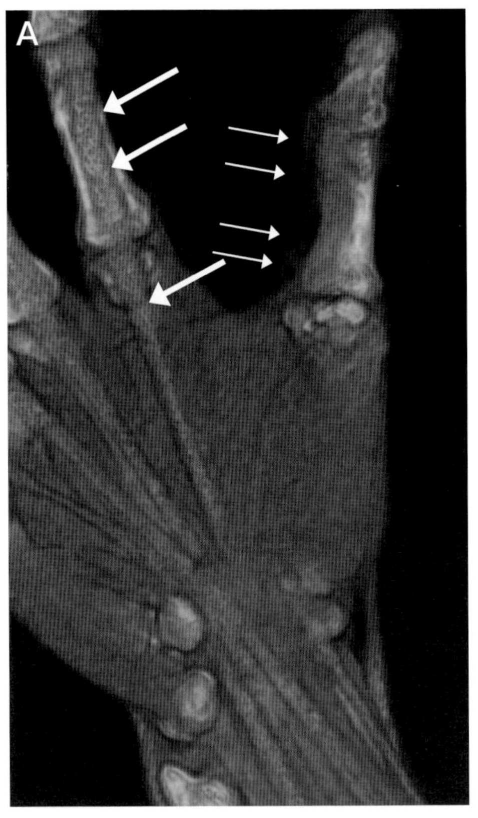

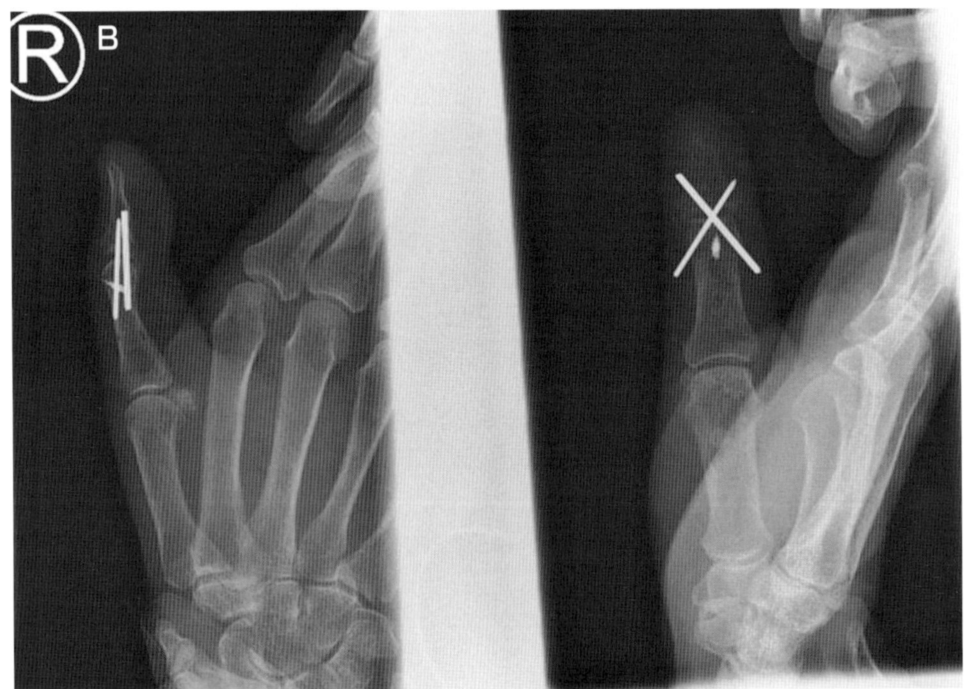

図 4-14　60 歳女性．ばね指に対するステロイド剤注入後の母指屈筋腱皮下断裂
A：CT3次元構成像，軟部条件．母指の屈筋腱がはっきり見えない（矢印）．示指の屈筋腱は良好に描出（太い矢印）．骨アンカーを用いた修復術を行った（B）．

リハビリテーション医療

1）物理療法

手の場合には温熱，寒冷，TENS のどれを選んでも大きな効果は望めない。パラフィン浴は費用対効果が良くなく，適応することは少ない。しかし，リンパ浮腫に有効との報告がある[22)]。とくに寒冷療法はレイノー現象やその他の寒冷に敏感な疾患では避ける。

2）運動療法

近年，ストレッチ，筋力強化訓練をそれぞれの患者に適した方法を処方し，適時装具も使用する SARAH プログラムの有効性が確認され[155)156)]，全世界的なハンドセラピスト用に教育プログラムが用意されている[226)]。

伸張訓練

手首の拘縮予防のために，屈曲，伸展，回内，回外の自動介助の運動練習がなされる。同様な伸張を，母指の内転拘縮を最小にするためや，白鳥のくび変形の初期に内在筋の拘縮予防（**図 4-15**）のため，あるいはボタン穴変形やへバーデン結節の際，PIP，DIP 関節の伸展を維持するために行う（**図 4-16～19**）。RA における尺側偏位に対する橈骨方向への伸張は，その原因が伸筋腱の尺側への脱臼や関節の脱臼（**図 4-20**）であるため効果はない[143)]。手首の介助伸張は可動域の維持，改善に有効である（**図 4-21**）。

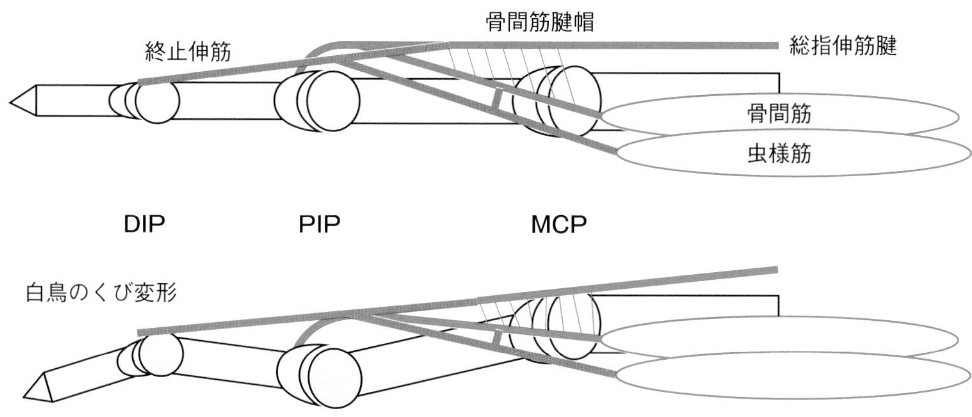

図 4-15　内在筋の解剖
MCP 関節に炎症が起こると，骨間筋と虫様筋が拘縮し，指の伸筋腱メカニズムは緊張する．その結果，MCP 関節は屈曲し，PIP 関節は過伸展する．深指屈筋の弾性により DIP 関節が牽引され，白鳥のくび変形が完成する．

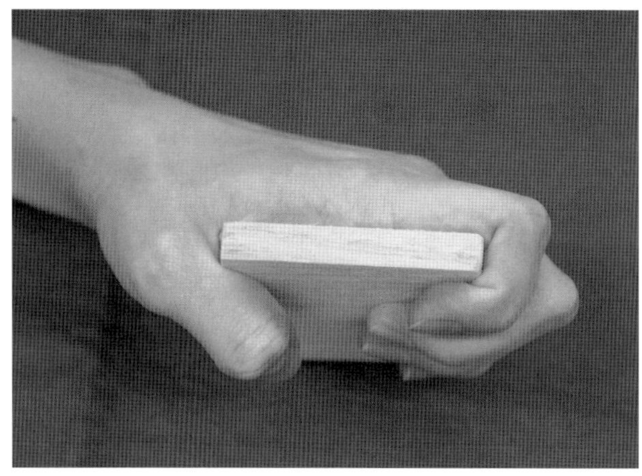

図 4-16　バネル運動—DIP 関節と PIP 関節を屈曲して内在筋の伸張
MCP 関節を伸展位に保持したまま，手指を屈曲してブロックを握ると，長指伸筋腱が伸ばされ，拘縮した内在筋を伸張する．この運動は早期の白鳥のくび変形および MCP 関節の屈曲拘縮に有用である．

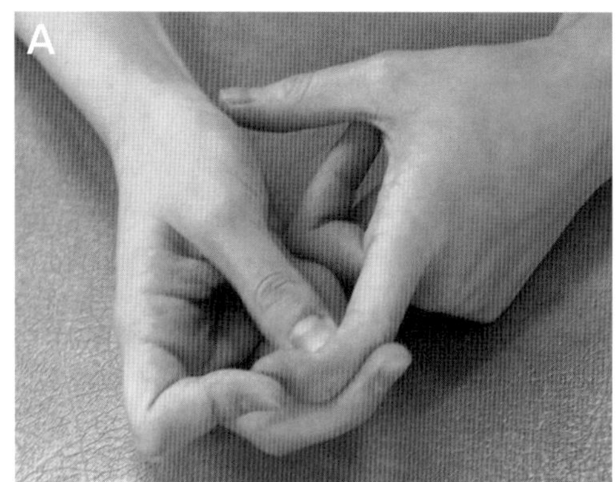

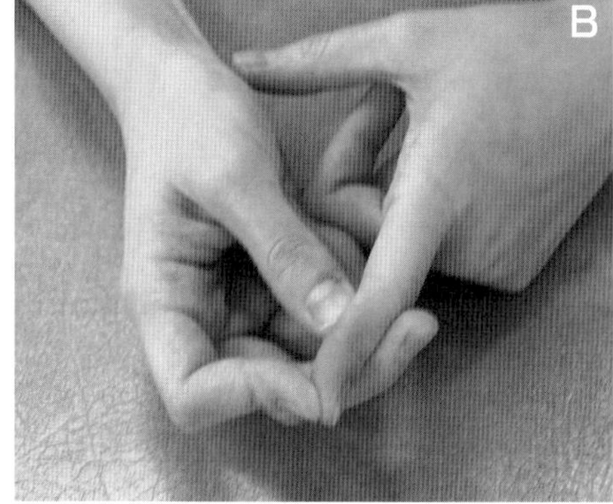

図 4-17　徒手介助による DIP 関節の伸張
反対側の手で DIP 関節の屈曲（A）と伸展（B）を行う．

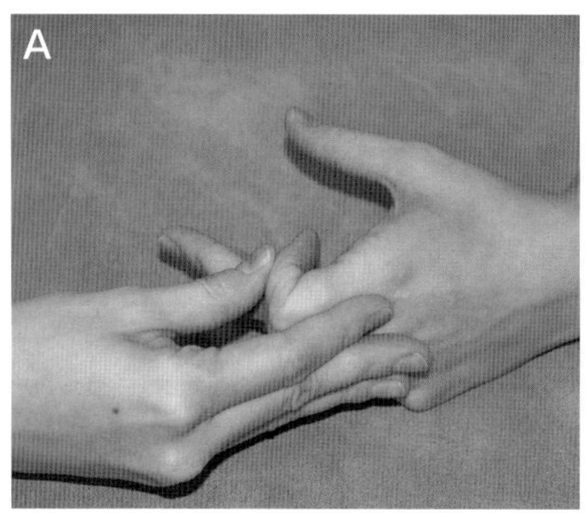

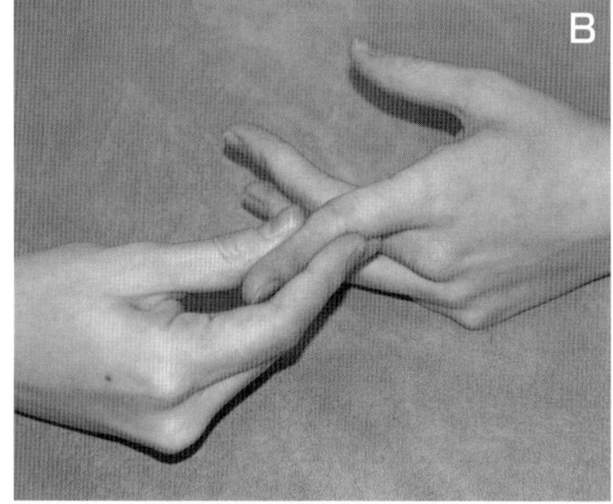

図 4-18　徒手介助による PIP 関節の伸張
反対側の手で PIP 関節の屈曲（A）と伸展（B）を行う．

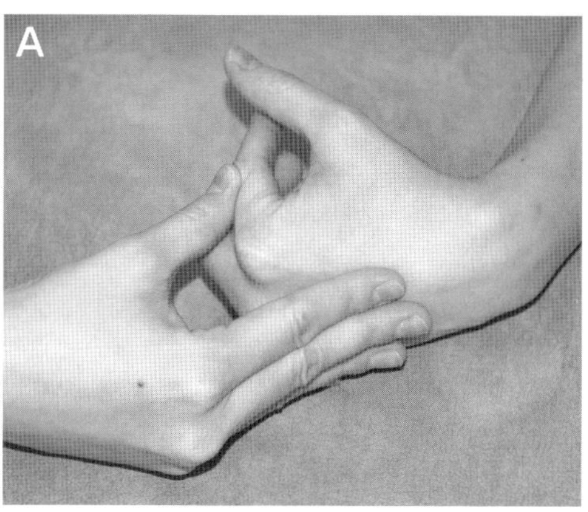

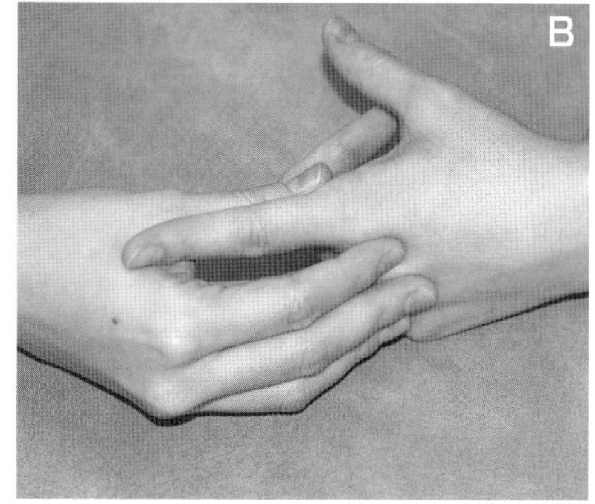

図 4-19　徒手介助による MCP 関節の伸張
反対側の手で MCP 関節の屈曲（A）と伸展（B）を行う．

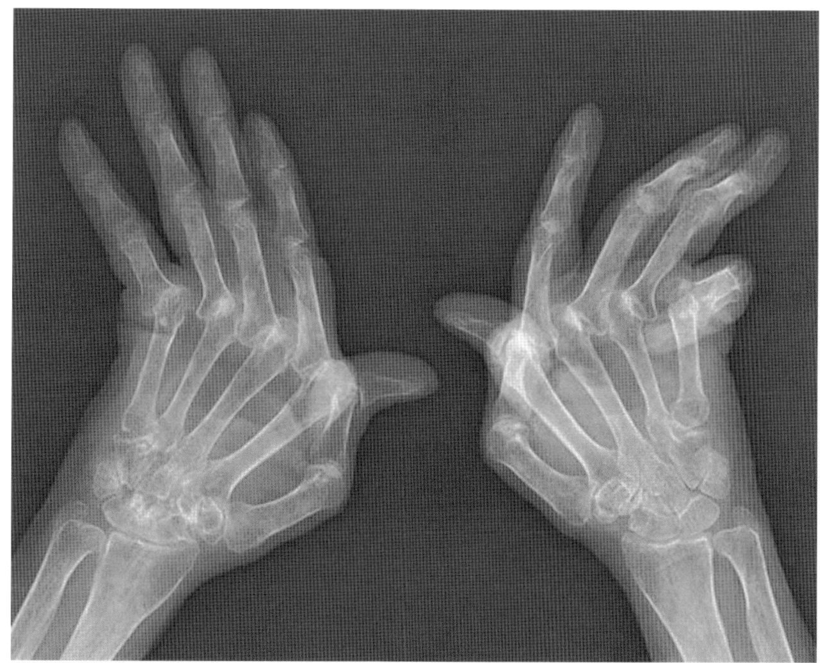

図 4-20　XP，両手正面．81 歳女性 RA
尺側偏位しているが，両側とも MCP2-5 関節は脱臼位である．この場合は人工関節でないと矯正できない．

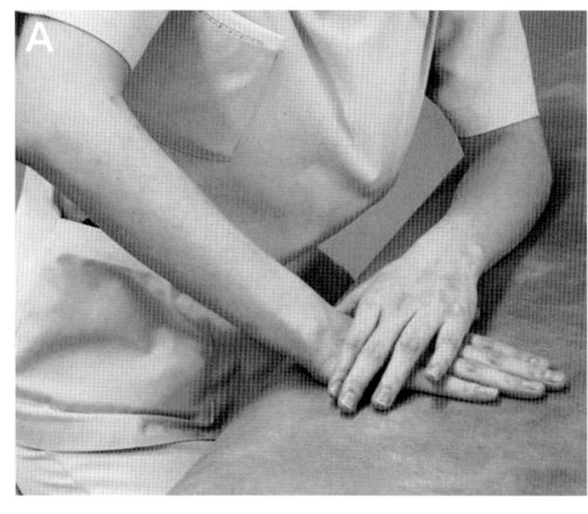

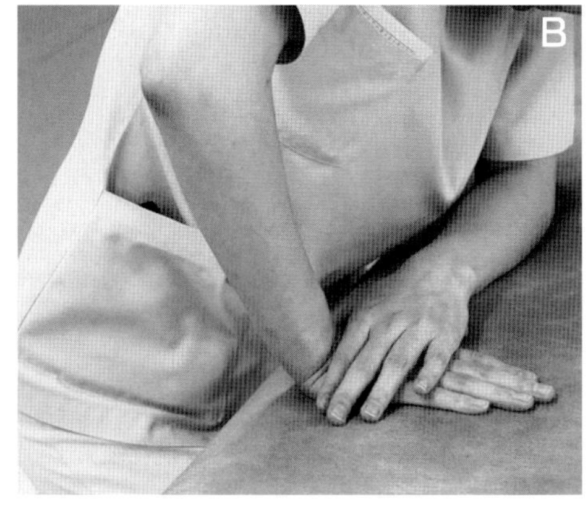

図 4-21　手関節の背屈方向の伸張

障害された手をテーブルの上に置き，反対側の手で固定する（A）．体を徐々に前方に傾け，てこ作用を利用して，手関節掌側の拘縮を伸張する（B）．

筋力強化

さまざまな手と手首の障害に対して伸張と強化運動を行い，その効果は証明されてきた[155)]。

3）安　静

ADL

手首と手の保護のためにとられる処置[22)-24)]を**表 4-1** に示す。

表 4-1　手部の保護

1. 両手を使用
2. より大きな関節を使用 ハンドバッグ→ショルダーバッグ
3. 荷物を小分け
4. 大きな扉の取っ手
5. 取っ手にゴム
6. 効果的な道具（よく切れる包丁）
7. 使いすぎを予防，仕事を調整

装　具

手関節：手の関節における装具は RA 初期に有効であることが証明されている[157)]。尺側偏位やボタン穴変形や白鳥のくび変形を装具で予防矯正することは難しく[22)]（**図 4-22B**），近年では成績の良くなった手術治療へ移行することが多い。既成の市販されている半硬性の装具は夜間に利用でき，手根管症候群に適応できる。手根管症候群の症例の多くは夜間の装着のみで十分である[22)]。RA や類縁疾患に

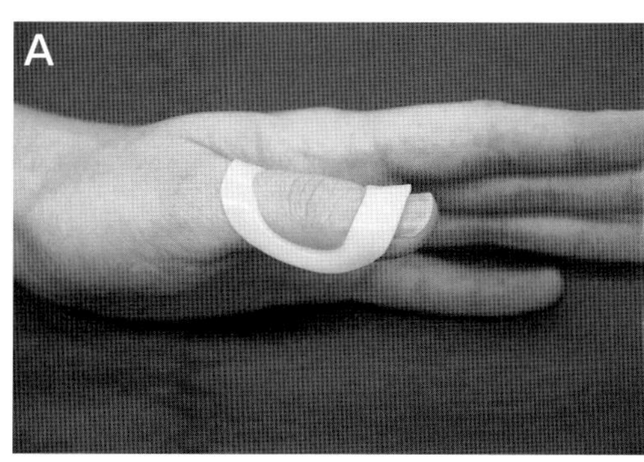
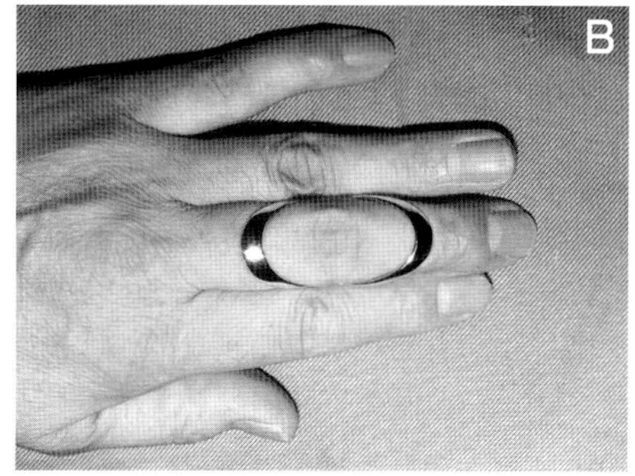

図 4-22　母指 IP 関節安定化装具（A）と白鳥のくび変形矯正装具（リング型）（B）
A：この装具はオルフィット®で作成．掌側は IP 関節部にあり，この関節が屈曲できるようになっている．一方背側は IP 関節の伸展を制限し，内外反も制動する．B：市販品

あっては，手首の動きを制限し緊張を最小にするための，より硬性の手首固定装具[22)143)]（**図 4-23**）が，日中装着用として勧められる。快適なら夜間も装着してよい。尺側偏位装具にはさまざまな形状のものがある[22)227)]（**図 4-24**）。それらの尺側偏位（図 4-20）に対する予防効果はないが，手の機能が改善され痛みが軽くなる。しかし，コクランレビューによると一部の患者，および一部の状態に対しては有用であるが，機能面，筋力面では有効ではないと総説されている[108)]。

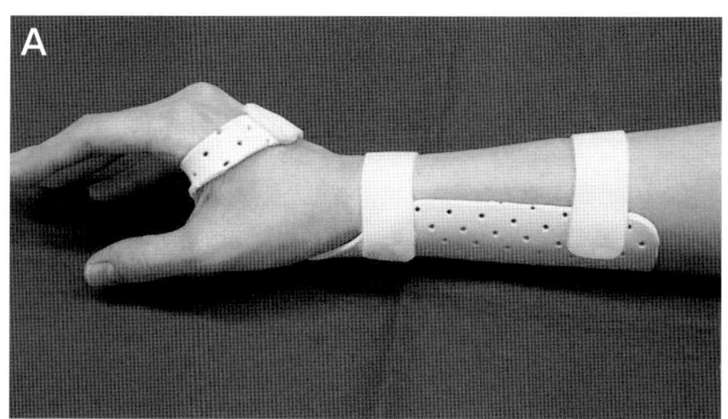
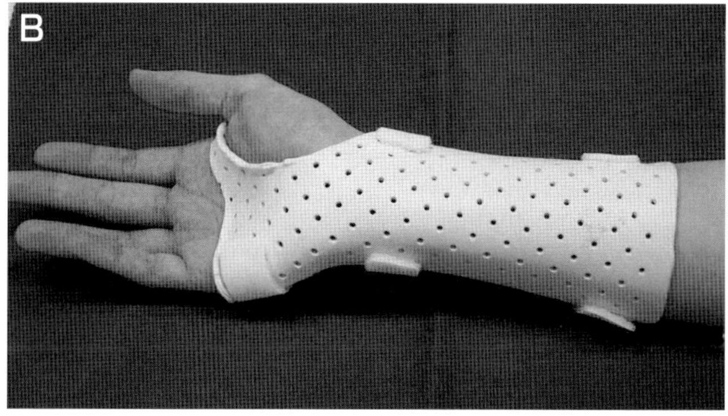

図 4-23　静的手関節固定装具
この装具は熱可塑性プラスチック製である．末梢側は遠位手掌皮線の近位部から，近位側は前腕近位 1/3 までである（A）．母指を自由にするべく，大きく開ける（B）．手関節関節炎や，手根管症候群を発症した手関節の過屈曲と過伸展の予防にも有用である．

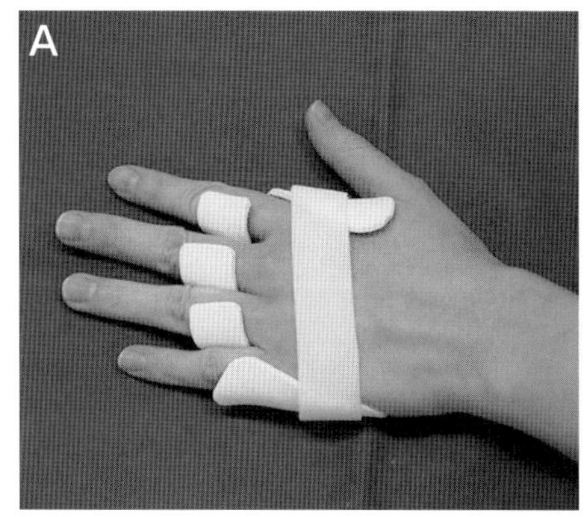

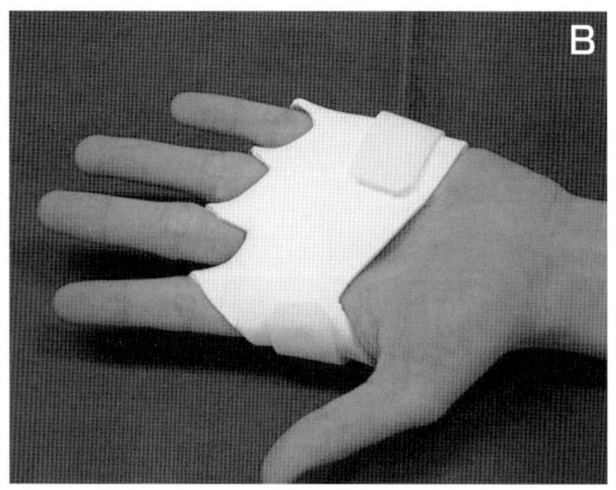

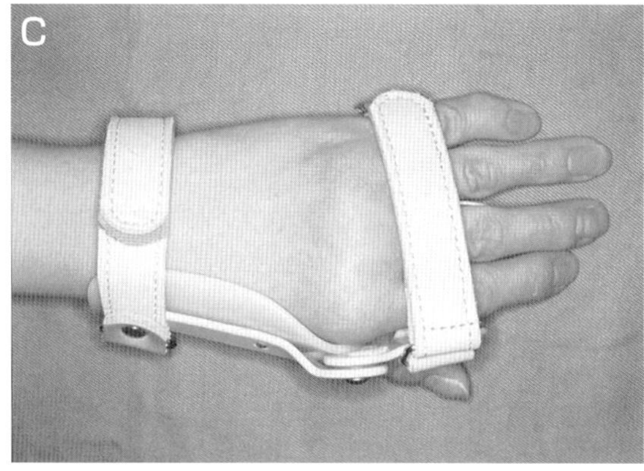

図 4-24　尺側偏位用装具
熱可塑性プラスチック製装具（A）で，基節骨の 1/3 遠位から手掌遠位皮線の近位部まで達する（B）．これは MCP 関節の屈曲は部分的にしか可能でないが，PIP 関節や DIP 関節の動きは可能．指ごとの尺側の翼状板が尺側偏位を防止する．母指は制限なく，背側のストラップとベルクロ®で装具を固定する．指間部の疼痛で外すことが多い．義肢装具士に依頼することも可能である（C）．

母　指

母指の IP 関節，MCP 関節は OA と RA の両方にかかりやすい。プラスチック製，金属製の IP 関節装具（図 4-22 A）は関節を安定化させる[22)108)143)]。軽度に可動性を制限する IP 関節のテーピングは，母指の屈筋腱鞘炎の際の腱鞘の過度の動きや刺激を抑えるために使用される[2)]（**図 4-25**）。OA やドケルバン病では，母指固定用装具が母指の実用的な機能を損なわずに鎮痛できる。

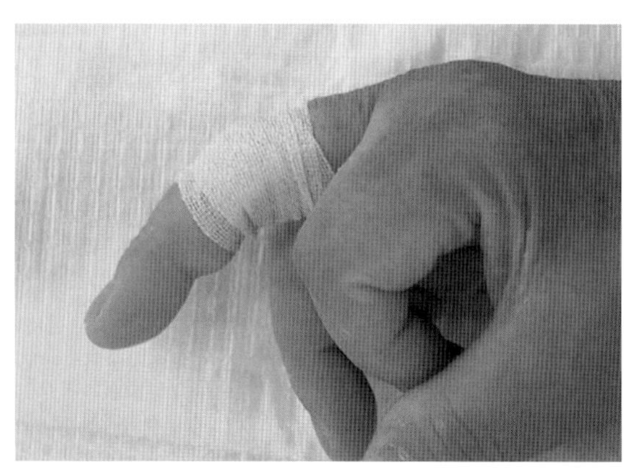

図 4-25　弾発指用の PIP 関節テープ固定
2.5cm 幅のテープ（絆創膏でよい）で，指の PIP 関節（母指では IP 関節）を 2 重に巻いて固定する．PIP 関節の可動性は軽度残る．PIP 関節の中程度の屈曲制限によって，腱鞘への刺激が軽減され，弾発症状は改善される．

手　指

指屈筋腱腱鞘炎は2.5cm幅のテープ固定をPIP関節にすることで改善される（図4-25）。白鳥のくび変形を持つRA（図4-6, 15）ではPIP関節過伸展による機能障害を母指IP関節と同様の装具でコントロールできる[22)143)]（図4-22B）。

4）その他

手はきわめて複雑な構造をなし，日常生活のほとんどの面に関連しているので，装具の詳しい説明と装着の実際を確認し，処方の目的が達成されているか経過観察することが必要である。手の機能喪失や装具，手指変形からくる心理社会経済的影響は大きく，早期に適切な精神的支持治療が実施されるべきである[2)]。

5. 股関節

患者が股部痛を訴えるときの鑑別診断を**表 5-1** に示す。FAI（femoroacetabular impingement：大腿骨寛骨臼インピンジメント）はオーストリアのGanzが提唱した概念で，手術で予防しうる変形性股関節症の一つの原因として考えられている（**図 5-2**）。ボルダリングなど股関節の過度の動きが関係している[162)-164)]。近年，股関節関節鏡下の手術で関節唇修復や，FAIの手術などが行われている。

表 5-1　股部痛の鑑別診断

・腰椎・腰仙部	：殿部・大腿前面・鼠径部
・滑液包	：大転子部・腸恥部[159)-161)]
・股関節	：内外旋運動で疼痛
・小児の股関節	：膝痛，腹臥位での股伸展左右差
・仙腸関節	：Newton テスト（図 5-1）

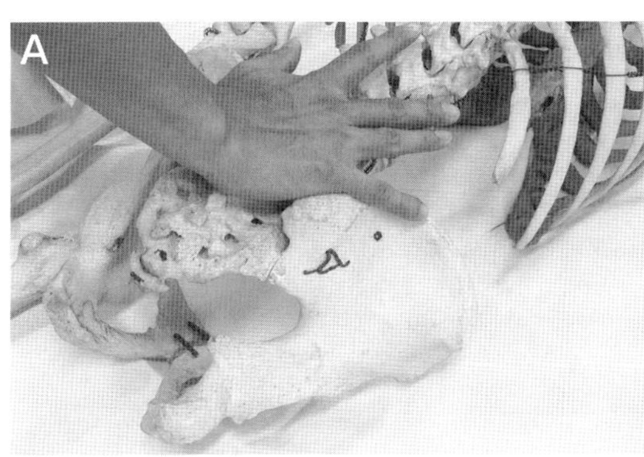

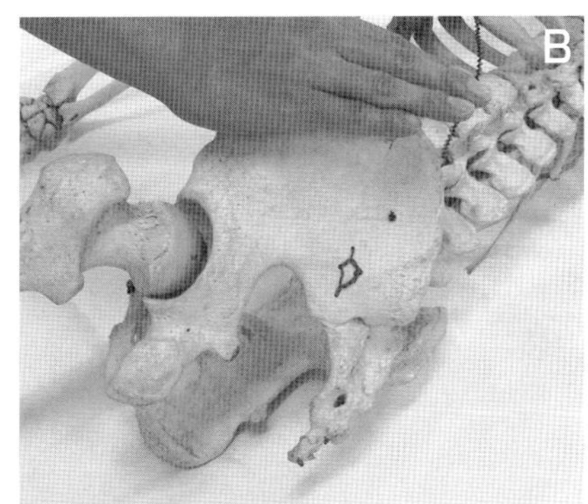

図 5-1　Newton テスト[221) p205]

A：腹臥位にして体重をかけて仙骨を圧迫する（第3手技）．

B：側臥位にして腸骨翼を圧迫する，仰臥位で両側の腸骨翼を背側に押す方法（第1手技）もある．仙腸関節に疼痛が出現すれば陽性である．

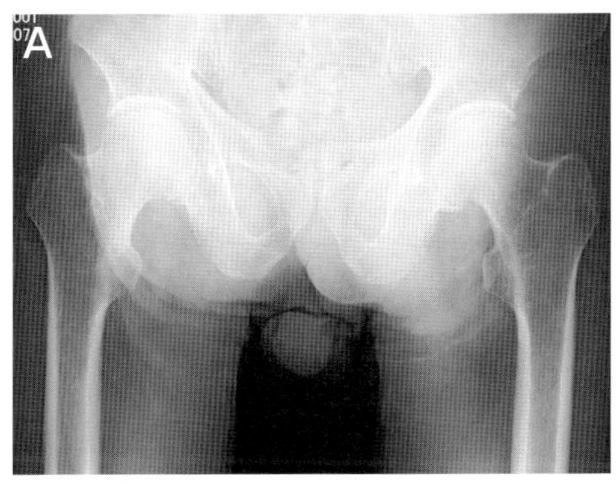

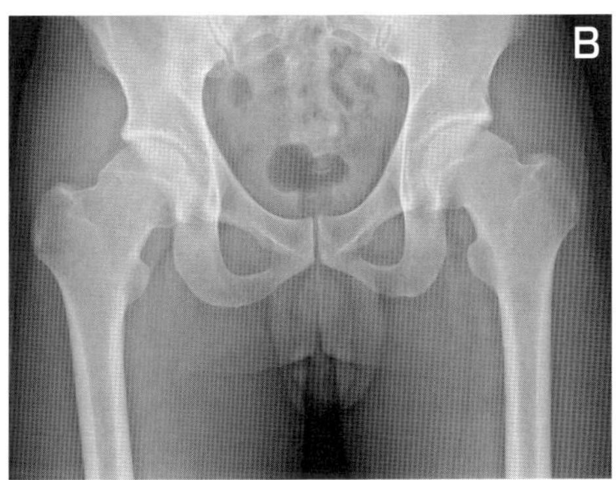

図 5-2　FAI

FAIは寛骨臼側が張り出して衝突の原因となるPincer型（A）と大腿骨頭側が張り出して生じるCam型（B），および両者の混合型がある．

股関節の炎症に対して薬剤としてはNSAIDsを用い，ときに関節内ステロイド注射が行われる。しかし，膝関節と同様に股関節内にステロイドを注入すると関節軟骨の破壊は進行すると考えられる[165]。中殿筋・大殿筋・腸腰筋周囲の転子部滑液包炎，腱炎では，同部へのステロイド局注が有効である。

股関節疾患の治療は関節周囲筋の緊張を取り除くことにある。2019年ACRのガイドラインでは条件付きで否定されているが，本人の足部を補高することで両下肢の違和感が低下するのであれば，靴のヒールを高くして脚長差を補正してもよい[166]。杖や松葉杖を使用することはガイドラインでも強く推奨されている[167]。ついで股関節周囲筋の筋力と可動性を維持するようにする。もし大転子部滑液包の炎症に緊張を伴う大腿筋膜があれば（オーバーテストが陽性）伸張訓練を行い，疼痛が軽減すれば再発を予防できる。しかし，この運動で痛みの増悪，筋痙攣が発症したりすれば中止する[2]（**図5-3, 4**）。

最後の手段としての外科治療，とくに人工股関節全置換術（THA）は近年の材料，手術方法，器械の発展により，良好な長期成績が見込まれ，社会復帰も早い。そのため比較的気軽に，しかも低年齢で適応される傾向がある。ADLが大きく制限される前に，躊躇せず行われることが勧められる[167]。しかし，ときには**表5-2**のように各種疼痛の出現する疾患を鑑別する必要が出てくる。

表5-2　THA後の疼痛

- 腸腰筋腱炎[169]
- 化骨性筋炎（**図5-5**）
- 偽腫瘍[168]（**図5-6**）
- 緩み（感染性，非感染性）
- 人工関節周囲骨折
- 人工関節周囲感染

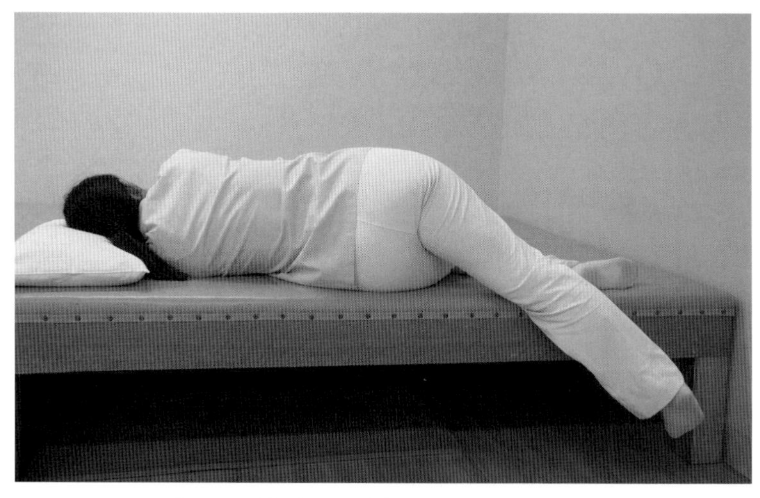

図5-3　側臥位での積極的な大腿筋膜の伸張

この運動は中殿筋と大腿筋膜張筋の伸張を目的とする．ベッドの端に横になって，下になった膝を胸のほうに曲げる．上の足はまっすぐに伸ばしたままベッドの端から垂らすと，大腿筋膜張筋に重力で股関節内転が強制され伸張できる（オーバーテストの手技に同じ）．そのままで10数え，もとの位置に戻す．腰椎前弯を避けて2，3回繰り返す．痛みが増強するなら運動を中止する．THA後は前方脱臼しやすくなるので避ける．

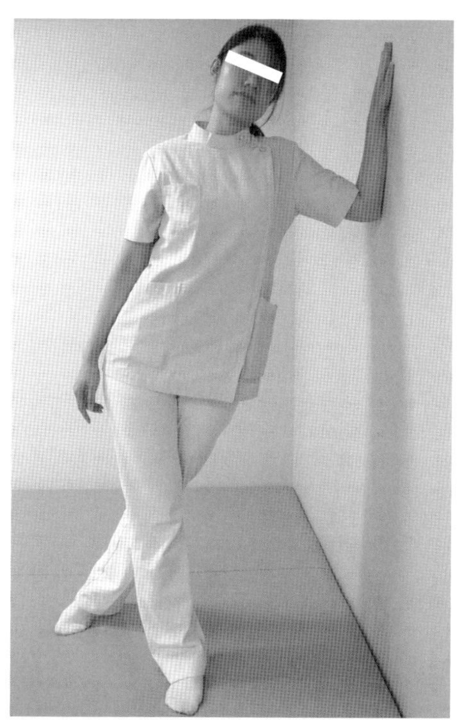

図 5-4　立位での大腿筋膜伸張運動
この運動は大腿筋膜張筋，中殿筋の伸張を目的とする．足を開いて，伸張するほうの左足を壁から30 cm 離して立つ．右足を左足の前で交差させ，足先を壁に平行して 30 cm 前に出す．左手を壁に押しあて肩を床に平行にして，左の大腿上部外側に伸張感が得られるまで体を壁によりかける．10 数え，もとの位置に戻す．この運動を 3～5 回繰り返す[2]．

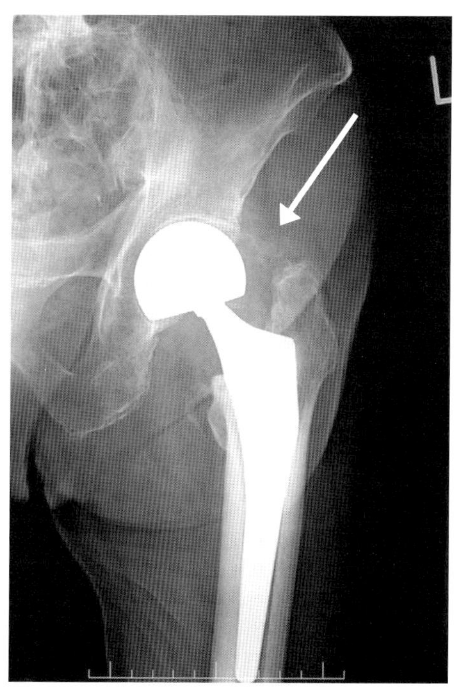

図 5-5　81 歳男性，異所性化骨
人工骨頭挿入術後，外転筋群に化骨形成を認める．

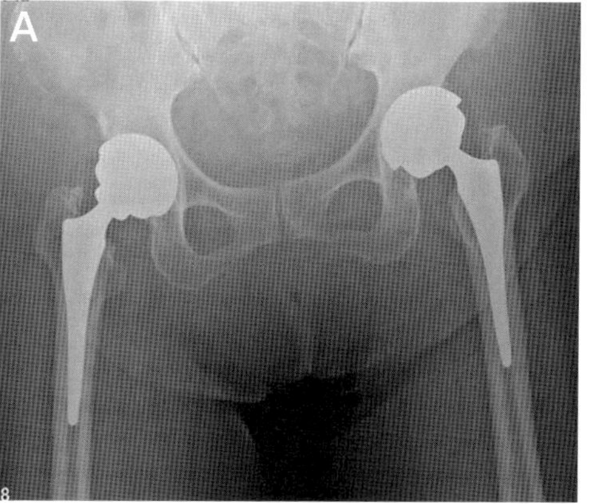

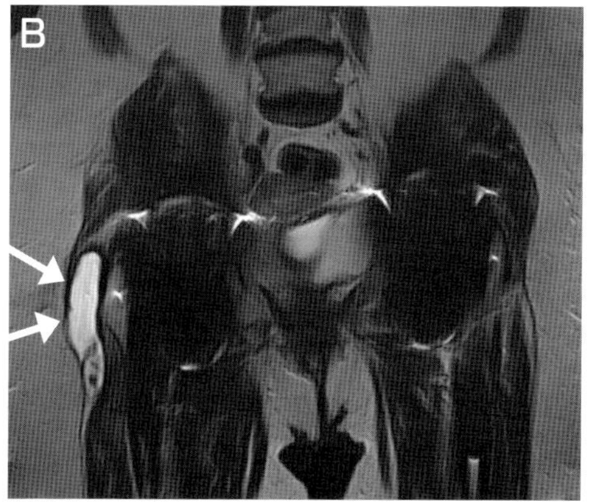

図 5-6　75 歳女性．両 THA 後
摺動部が金属対金属である THA 後の偽腫瘍．金属イオンに対するアレルギー反応．XP 上（A）は明らかでないが，MRI STIR（B）では右大転子周囲に液貯留を認める（矢印）．

リハビリテーション医療

1）物理療法

通常，痛みのコントロールのためには温湿布，冷湿布，温浴などがなされ，運動・練習前にすると，あとの運動がしやすくなる。渦流浴も痛みを和らげるのによい。TENS は 2019 年，ACR のガイドラインで強く否定されている[167)]。可動域内で徒手的に股関節を牽引・伸張すると，一時的に不快感を和らげることができるので，続いて行う可動域訓練と筋力強化訓練がしやすくなる[142)]。マッサージや徒手療法はガイドラインでは条件付きで否定されている[167)]。

2）運動療法

伸張訓練

まず最大可動域を維持し，ついで増加させるための軽い伸張を行う。伸張訓練は屈曲から始め，ついで外転，外旋，内旋，伸展，内転の順に行う。痛みを最小にし，関節の緊張を緩める[143)]（図 5-7～10）。

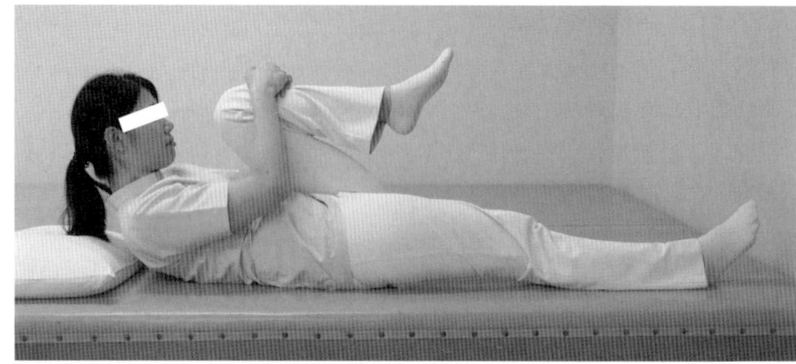

図 5-7　股関節屈曲と反対側の伸展訓練
仰臥位となり，一方の脚を最大伸展しておき，反対側の膝を屈曲し，手を膝関節に置き，股関節の最大屈曲訓練をする．

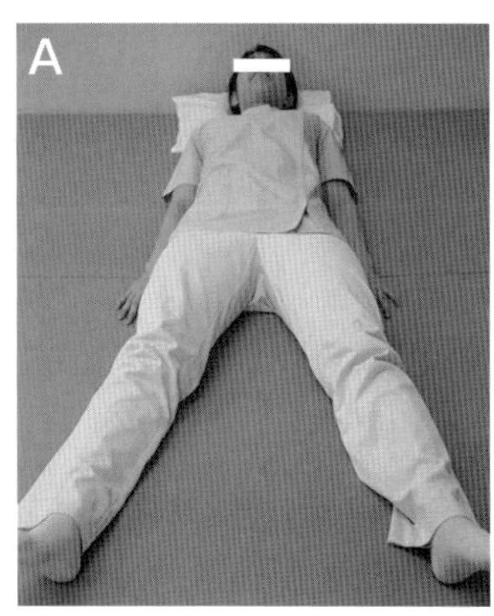

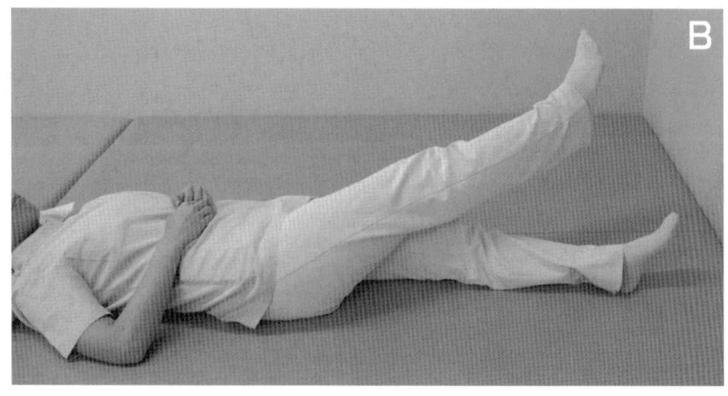

図 5-8　股関節の外転と内転（内転筋群の伸張訓練）
仰臥位になり，足を中心から離し，ついでもとに戻す運動を繰り返す（A）．一側の脚を反対側に交差させて運動すると股関節外転筋の伸張訓練になる（B）．

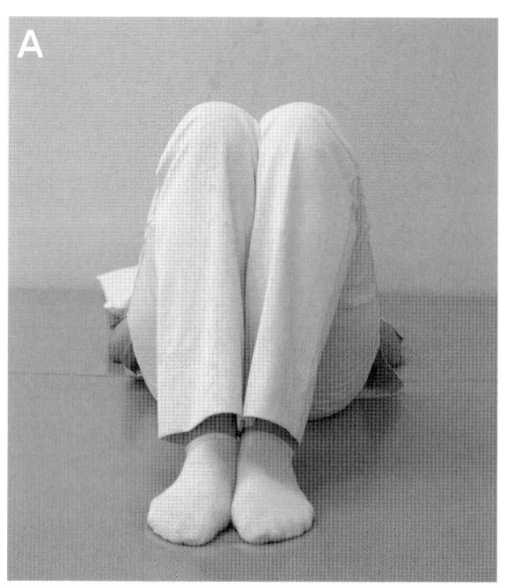

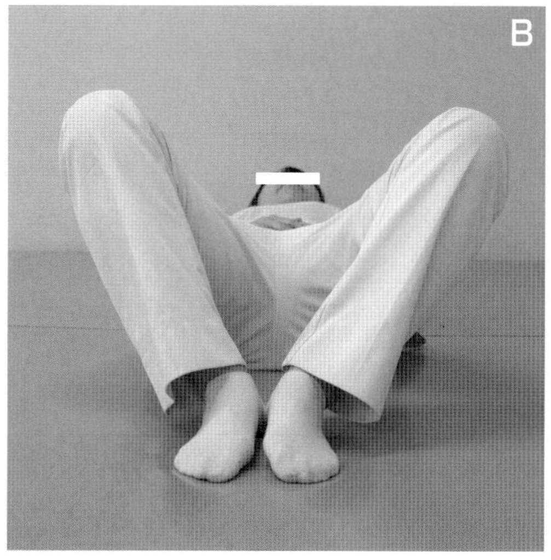

図 5-9　股関節内旋筋の伸張訓練

股関節の内転筋と内旋筋の伸張を目的とする．仰臥位で少し骨盤を後傾し，腰椎を床に対して水平にする．両膝を曲げ，足を揃える（A）．大腿の内側に緊張を感じるまで膝をゆっくり広げる（B）．脚を外転，外旋の位置に保ち，5 数える．この運動を 3～5 回繰り返す．両手で大腿の内側を押さえると伸張は増強される．

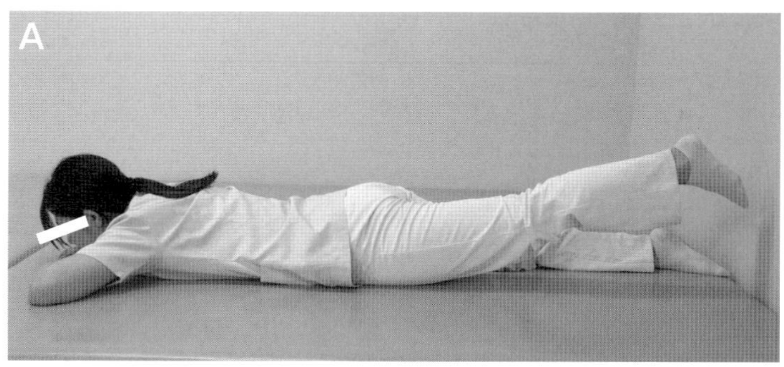

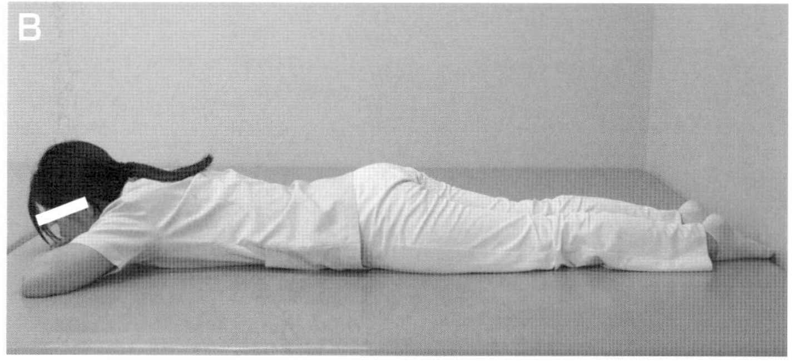

図 5-10　股関節伸展の伸張訓練

腹臥位で左右の足を交互にできるだけ高く上げる（A）．一方がスタートの位置（B）に戻ってから他方を上げる．股関節の最大伸展位で等尺性収縮をつけ加えると筋エネルギー法となる．腰背部痛がある場合は禁忌．

筋力強化

股関節の外転・伸展等尺性運動は，訓練の初期からでも可能である。次に内転，屈曲の筋力強化を行う（**図 5-11～13**）。

バランス訓練や太極拳は 2019 年，ACR のガイドラインで強く推奨されている。自転車のサドルとクランクの高さを調節し，ペダルを踏むときに股関節と膝の完全伸展を避けるようにしてサイクリングをするのはよい。水泳は下肢関節疾患を持つ患者には勧められる。ダブルスのテニスも可能である[2)]。

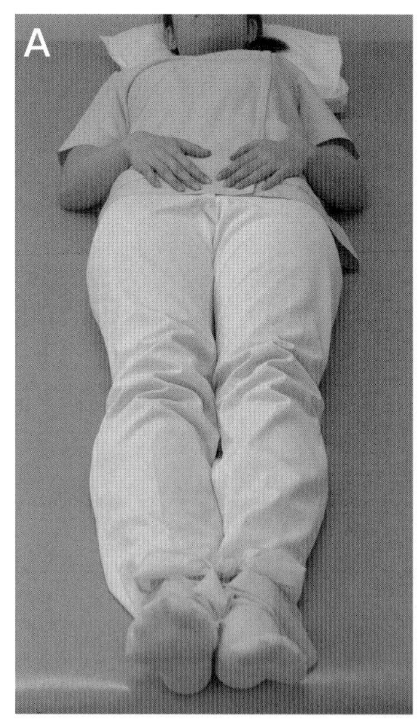

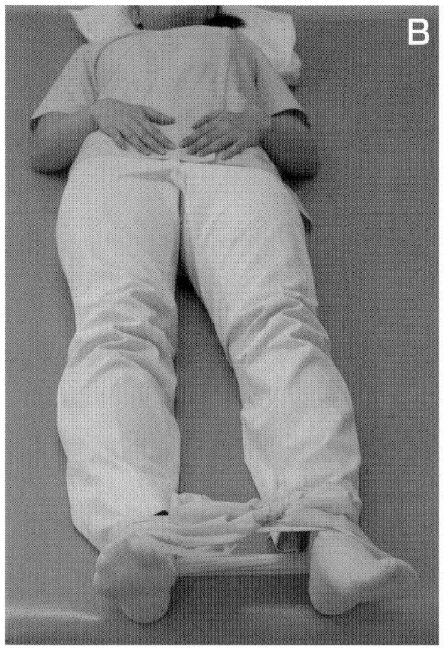

図 5-11　股関節外転筋強化（等尺性運動）
セラバンド® の輪を両足首にかける（A）．バンドの弾性に抵抗して左の股関節外転筋に最大の収縮をさせる（B）．両側の筋力強化となる．

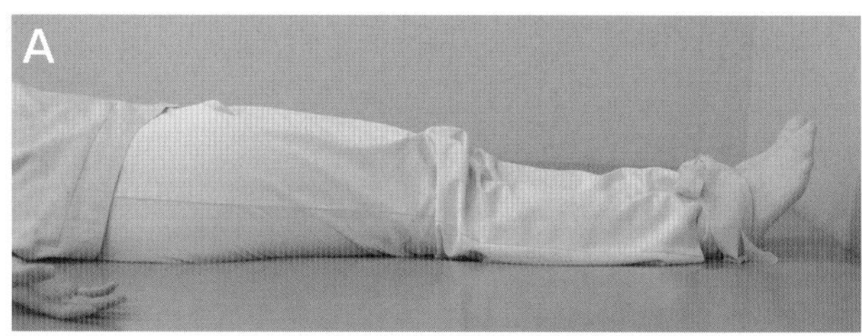

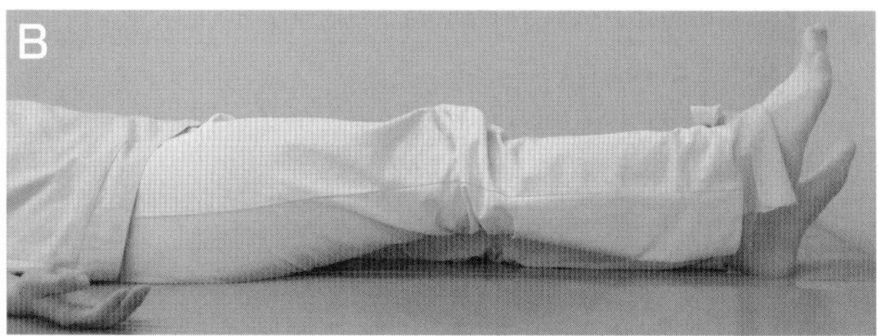

図 5-12　大腿四頭筋，および反対側の殿筋・ハムストリングの等尺性筋力強化
セラバンド® の輪を足首にかける．この図では右の大腿四頭筋とその周囲筋の強化を目的とする．近位の股関節伸筋群の等尺性運動と固定している反対側のハムストリングの等尺性運動が同時に起こる．10 数え，1 日に 1，2 回行う．腰背部痛があれば禁忌である．

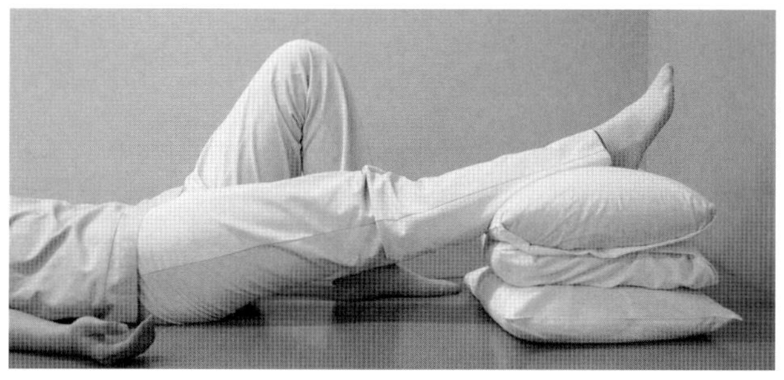

図 5-13　股関節伸筋の等尺性強化運動
仰臥位で，右の踵と足首を三つ重ねた座布団の上に置く．右膝を伸ばしたままで踵をゆっくりと強く座布団に押しあて，この状態を保ち，ゆっくりと10数える．1日2回繰り返す．

3)安　静

就寝時に腹臥位をとると，緊張した股関節屈筋群の伸張訓練になるが，腰椎が前弯し，腰仙部の脊椎症状を悪化させる可能性がある。健側股関節を下にした側臥位で，枕を脚の間に挟んで寝ると，緊張している大腿筋膜や合併した転子部滑液包に対する緊張を軽減できる。

ADL

股関節の負担を少なくするため次のような工夫をするとよい。脊椎・下肢の障害すべてに言えるが，まず洋式の生活に変える。上がりかまちの前に小さな段を置き，手すりを用意する。ベッド，洋式トイレ，洋風の湯船，シャワーなどが負担を減らす。階段を避け，エレベーターやエスカレーターを利用し，歩調・歩幅は安楽な状態で，歩行時に杖，松葉杖を使う。よく使うものをすぐ使えるよう配置する。小さな物の持ち運びや落ちた物を拾うのにリーチャーを用いる。

固　定

一般に局所の安静は不要である。しかし，化膿性股関節炎（図 5-14）のような激しい痛みがあるときには起炎菌に対する治療効果があらわれるまで，ベッド上で体軸方向の牽引や関節洗浄が鎮痛に有効である。

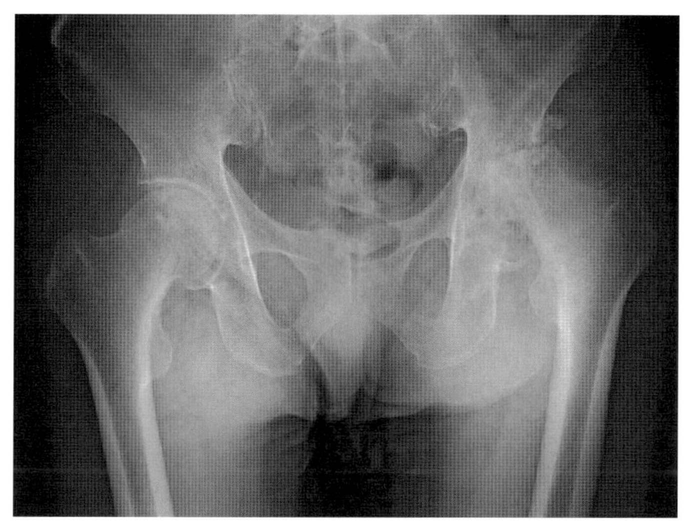

図 5-14　XP，両股正面．70 歳男性糖尿病，左化膿性股関節炎
関節穿刺液の細菌培養で陽性，骨破壊は進行する．

4）その他

股関節障害には痛み，不自由さ，性的障害が伴う心理的問題を抱えていることが多いので，適切なカウンセリングが必要になる。ガイドラインでは，自己効力と自己管理を増進する動機づけ面接やコーチング技法などのプログラムは，強く推奨されている[167)]。

6. 膝関節

表 6-1　膝関節の疾患

1. 関節全体の炎症性疾患（図 6-1, 2）
2. 限局性の疾患：OA（図 6-3）
外傷性 OA（図 6-4）
特発性骨壊死（図 6-5）
3. 関節周囲軟部組織の炎症（図 6-6）

膝関節は多数の疾患で侵されるが三つに分類できる（**表 6-1**）。表内の2と3は非対称性限局性の関節または関節周囲の圧痛を伴う。病歴，触診，関節の診断手技を適用することでおおよその診断がつく。さらには関節液検査やその他の検査データ，X 線検査，CT，MRI，関節鏡検査などによって確定診断のための情報が得られる。

炎症性関節障害の治療としては，一般的には薬物療法（たとえばNSAIDs，アセトアミノフェン，ステロイドの局所注射），大腿四頭筋の強化，さらに重症な場合は関節保護のための杖や松葉杖の使用である。ときには弾性包帯，弾性膝サポーターや装具も効果がある。ただし静脈瘤など血栓性静脈炎のリスクが明らかなときは注意する。

リウマチ性疾患の治療で最も多い非炎症性の膝関節疾患はOAである[33]。これは膝関節を形成する三つのコンパートメント（内側大腿脛骨関節，外側大腿脛骨関

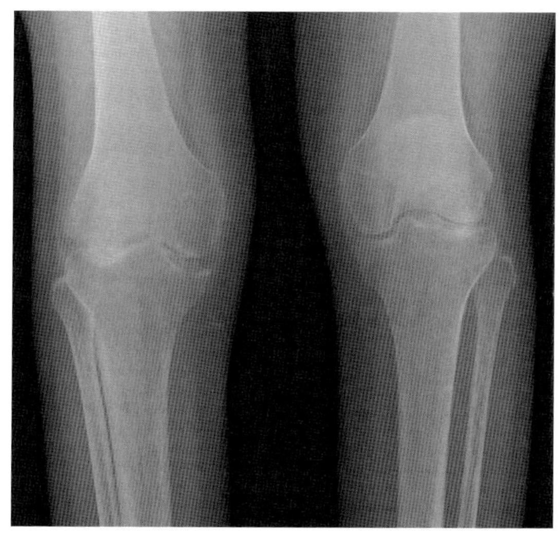

図 6-1　XP，両膝正面．45 歳女性 RA
両膝が内外側とも関節破壊が進み骨萎縮も認められる．

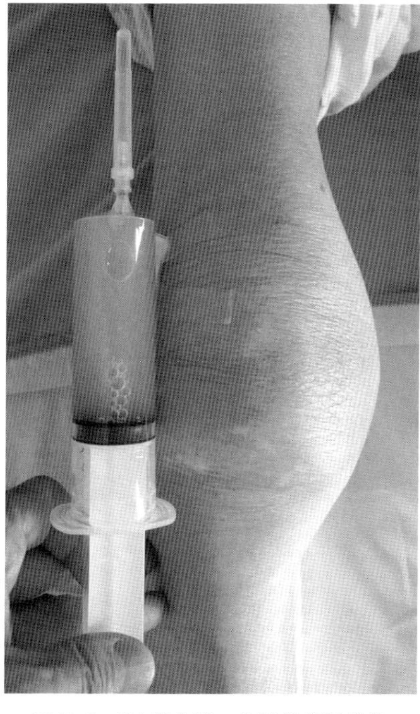

図 6-2　84 歳女性，右膝偽痛風発作
黄色混濁した関節液が多量に吸引された．

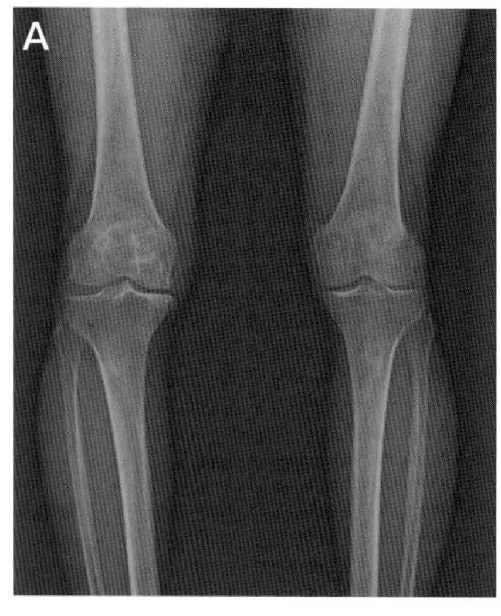

図 6-3　XP 両膝立位正面．右変形性膝関節症．64 歳女性
単純立位では関節裂隙が開大して見える（A）が，ローゼンバーグ（RB）撮影[154) p674]では内側関節裂隙は消失している（B）．

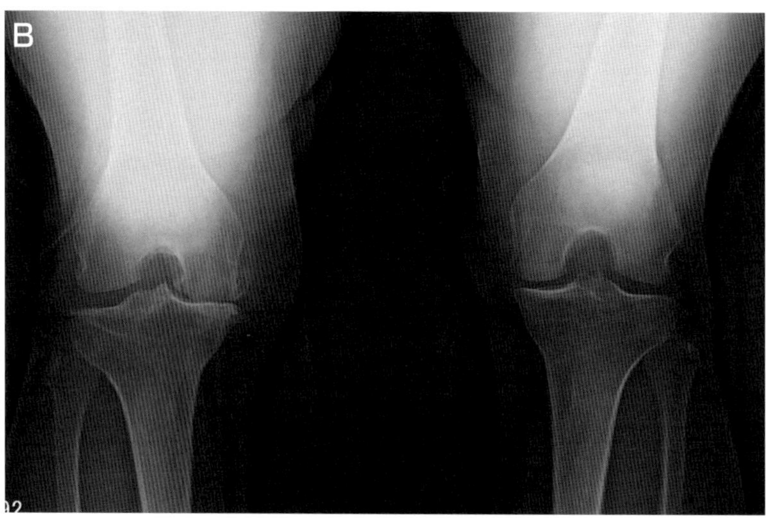

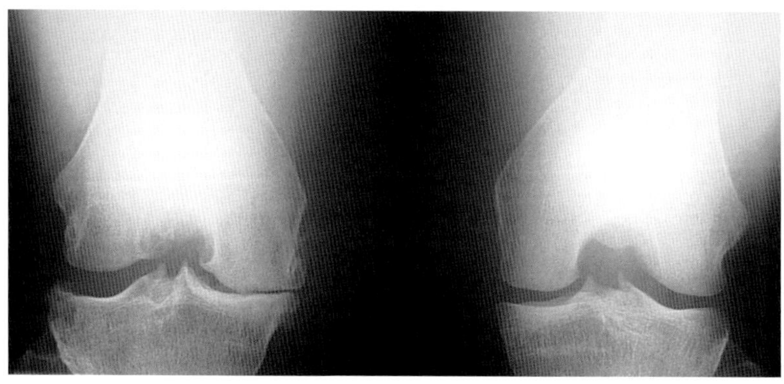

図 6-4　38 歳女性，右膝 OA
17 歳時に右膝 ACL が断裂し，再建せずにスポーツを続けたため，右膝内側関節裂隙は消失する（RB 撮影）．

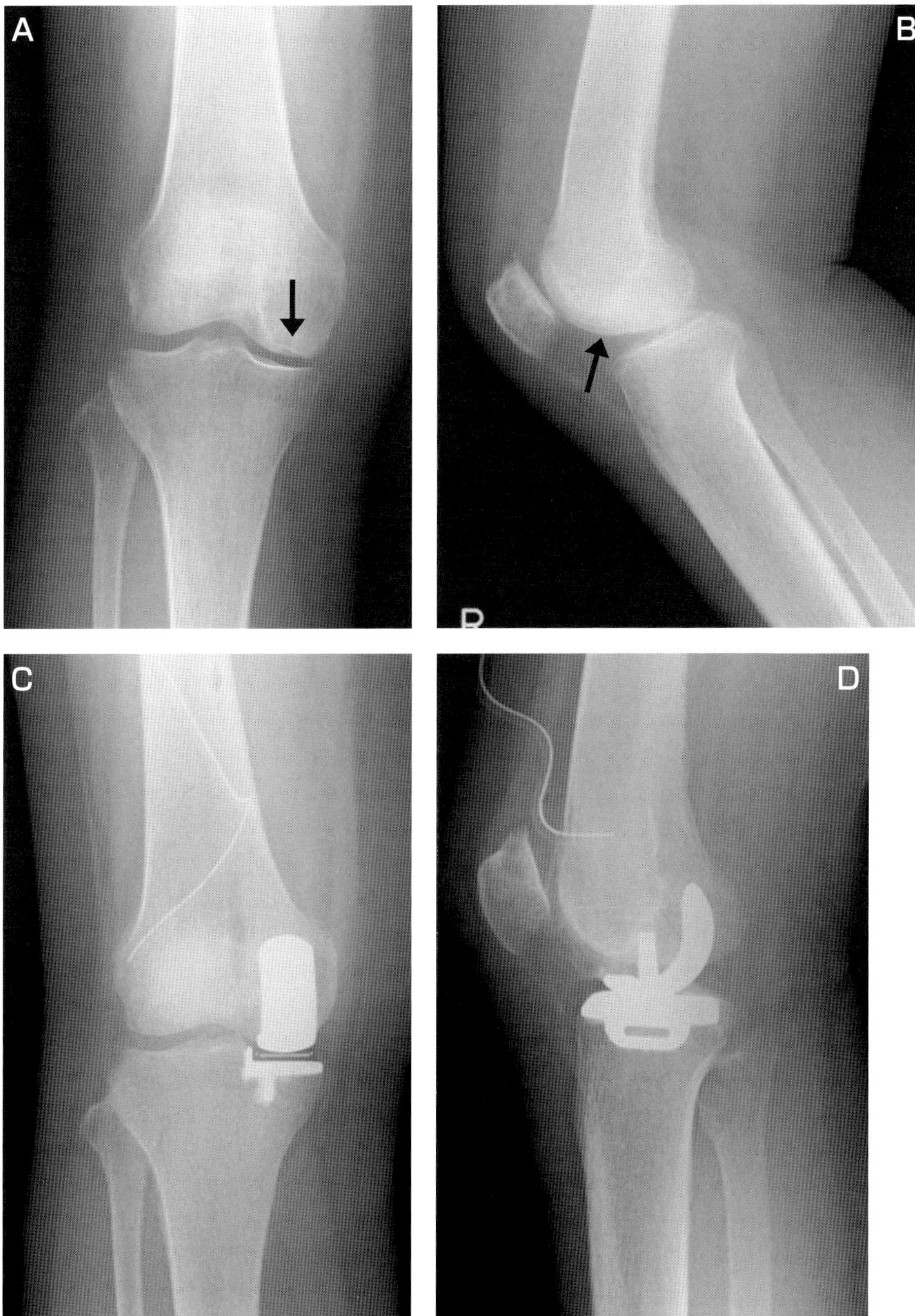

図 6-5 XP，右膝 2 方向．64 歳女性，右大腿骨内顆骨壊死
XP にて内側顆部関節面に骨壊死像（矢印）を認め（A：正面，B：側面），unicompartmental knee arthroplasty（UKA）を施行（C：正面，D：側面）．

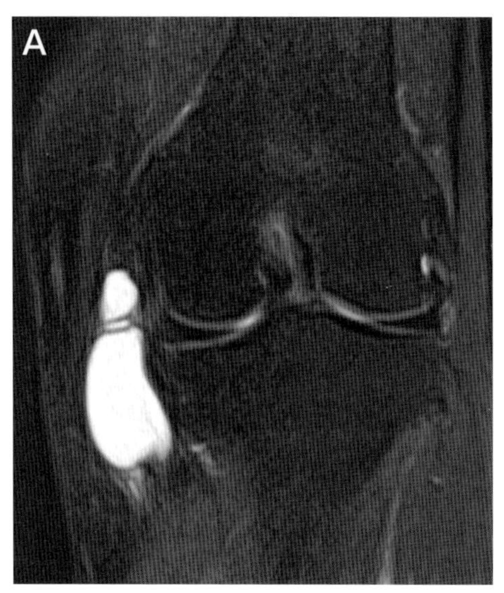

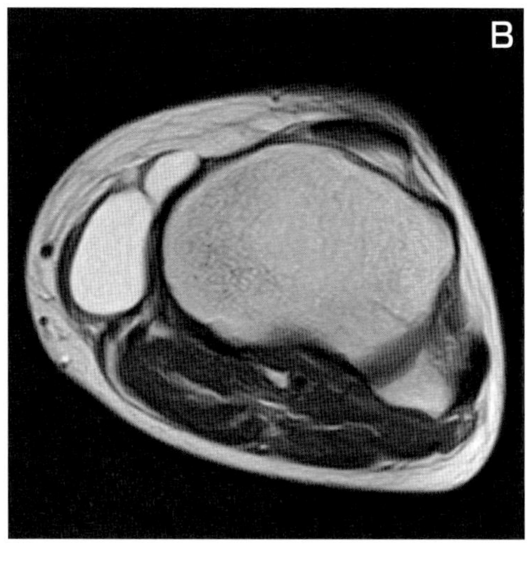

図 6-6　鵞足部滑液包炎，MRI 脂肪抑制前額断像（A），T2 強調横断像（B）．60 歳女性

節，膝蓋大腿関節）のうち，一部またはすべてが罹患する。さらに RA など炎症性関節疾患が合併することもある。OA にはしばしば関節周囲組織の障害があり，内側側副靭帯の緊張と鵞足の滑液包炎（図 6-6）が最も多い。

近年，内側半月板の後根断裂が OA や大腿骨内顆骨壊死（ON）の初期像として注目されている[170)-173)]。また，スポーツ外傷における膝関節の機能解剖が明らかになってきており，十字靭帯，側副靭帯だけでなく，後内側，後外側部の重要性も明らかとなってきた[174)-184)]。

膝の疾患を効果的に治療するためには正確な診断，生体力学的，機能的な分析，すなわち，歩行時や立位時の姿勢や歩容など，実際に歩かせてみて理解を深めることが重要である。そして，XP や MRI などの補助診断装置に頼らず，まず触れてみることが大切である。圧痛部が関節の内外反ストレス，前後方向のストレスで増悪するか，あるいは安定性の有無を確認し，立位，歩行時のアライメントなどを観察する。最後に関節内の問題なのか関節外の問題なのかを診断し，関節外であればとくに理学療法が有効である（**表 6-2**）。

限局性の痛みのある関節周囲組織には，氷マッサージ，超短波，摩擦マッサージ，ステロイド注射が短期的には有効である。しかし，膝関節 OA に対するステロイ

表 6-2　膝疼痛の由来

1. 中枢から膝への影響	：L 4 根障害，股関節 ROM 制限
2. 末梢から膝への影響	：外反足，内反型足関節症，脚長差
3. その他	：靴，ヒールのクッション

ド注射は理学療法と比べて1年後の成績が劣ると無作為比較試験（RCT）で証明された[185)]。しかも，3カ月に1度のステロイド関節注射を2年間継続すると，関節軟骨破壊の進行が確認されている[165)]。

リハビリテーション医療

1）物理療法

炎症のある膝には急性期，慢性期にかかわらず，アイスパック（20〜30分間のアイスパック後20〜30分間休む）が効果的である。慢性化のさらに強いものでは温熱療法が効果的である。ホットパックを20分程度行う。外傷や過度の運動のあとには鎮痛処置としてアイスパック，また関節周囲病変には限局性の氷マッサージがよい。これらの治療法は運動療法開始前にしても効果的である。

超音波は慢性の関節周囲の障害を伴う関節症患者の痛みのコントロール，あるいは拘縮に対して有効なことがある[136) p181, 143)]。

手術後あるいはギプス固定後の拘縮を除去するには徒手療法が役立つ。限局した関節周囲軟部組織の刺激部位での強い摩擦マッサージは，氷冷後に行えば，膝蓋腱炎，限局した関節縁圧痛，OAのような場合に疼痛を緩和する[2) 142)]。しかし2019年，ACRガイドラインでマッサージや徒手療法は条件付きで否定されている[167)]。

2）運動療法

伸張訓練

関節液の貯留，とくに膝蓋跳動が高度であれば，関節包の過伸張を防ぐため訓練は中止する。強い拘縮に対し期間をかけて他動的に伸張する際には牽引を利用するが，軟骨下骨の骨折に注意する。鏡視下の関節内掻爬術や大腿四頭筋の延長術，あるいは人工膝関節置換術などの手術治療も考慮する。

活動的な人には緊張の強い大腿四頭筋やハムストリング，アキレス腱を伸張することによって歩行がしやすくなり，低いヒールの靴では膝への緊張が低下する。

筋力強化

炎症性の膝関節疾患に対する大腿四頭筋とハムストリングの筋力強化は，関節包の緊張と痛みを最小にするために，膝の30〜60度屈曲位で等尺性運動を行う（**図6-7**）。膝蓋大腿関節の障害では圧迫を避けるために膝伸展位で（**図6-8**）行う。等尺性運動が完全伸展位でも屈曲位でも容易にできるようになれば少ない角度の大腿四頭筋等張性運動（膝伸展0度から20〜30度）を行う。ついで最大伸展位で10数える等尺収縮運動を行う。この後，次第におもりを増やす。サイベックス®などのトルクマシーンがあれば等速運動を行う。徐々に可動範囲を拡大していく等張抵抗運動を追加する[186)]。スポーツ活動を再開するには大腿四頭筋とハムストリングの

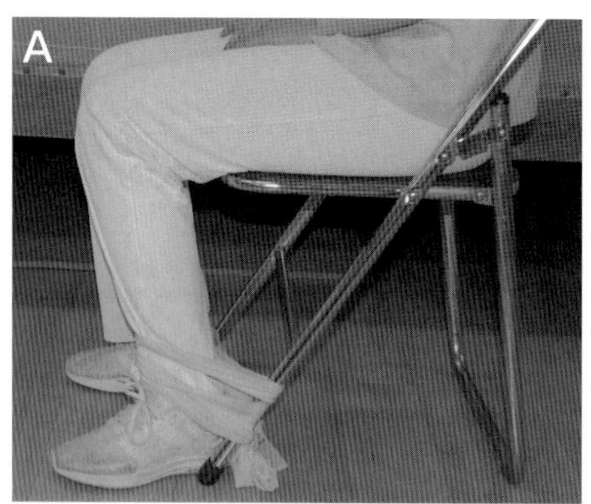

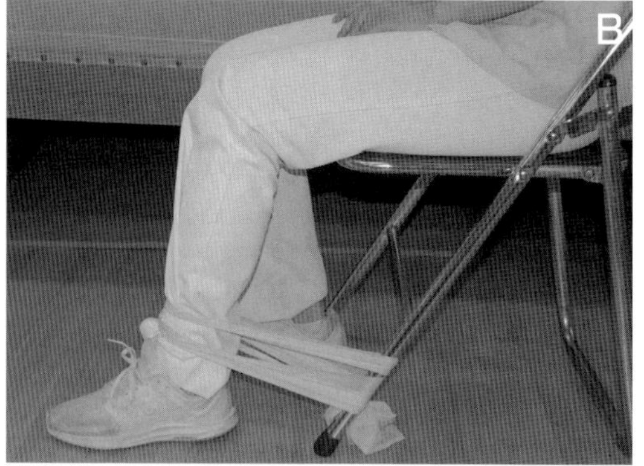

図 6-7　大腿四頭筋強化（膝屈曲位等尺性運動）

セラバンド® を安定のよい椅子の脚の周りにループ状に巻く（A）．左膝を伸展し大腿四頭筋の最大収縮を行う（B）．膝蓋大腿関節症の場合，運動時痛を抑制するために，膝完全伸展位で行う．収縮時は 10 数える．1 日に 1，2 回行う．

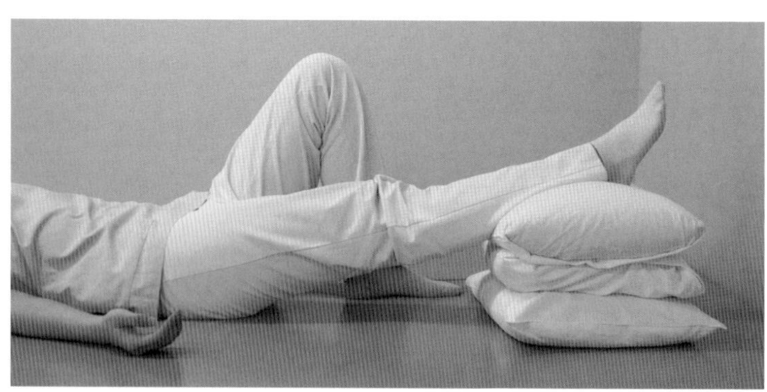

図 6-8　股関節伸筋と膝の伸筋の等尺性強化運動

仰臥位で，右の踵と足首を三つ重ねた座布団の上に置く．右膝を伸ばしたままで踵をゆっくりと強く枕に押しあて，この状態をしっかりと保ち，ゆっくりと 10 数える．1 日 2，3 回行う．

十分な筋力回復（300°/Sec，180°/Sec での筋力が健側の 90％以上[186]）が再受傷を避ける意味でも重要である[184]。バランス訓練や太極拳は強く推奨され，ヨガは条件付きで推奨されている[167]。

3）安　　静

急性の炎症疾患で，かつ短期の罹患であることが予想される場合を除いて，長時間の膝の屈曲位はできるだけ避ける[143]。

ADL

まず，洋式生活の導入である。ベッド，洋式トイレは必須で，できれば脚を伸ばして入ることのできる湯船，シャワーがよい。階段は避ける。平屋やマンションでの生活をする。膝への体重負荷を減じるための松葉杖や杖，体をかがめることを少なくしてくれるリーチャー，丈のある洋式トイレ，安定した丈のある椅子，立ち上がり動作を介助する機械椅子，高低調節可能な病院用ベッド，階段の手すり，風呂場の手すりなども動作を容易にし，ADL が改善される。膝の緊張を避けるための移動方法の指導（ベッドから椅子へ，また椅子からの立ち上がり）も必要である[2)23)143)]。

固定・装具

膝の内側型 OA に対しては荷重を減少させる装具（unloader brace：荷重を減免する膝装具，短下肢装具）が開発され有効性が報告されている[187)]。また以前からある外側楔の足底板は，歩行時の内転筋のモーメントを減少させることも証明されており, 有効性も報告されている[187)]が, 明確な有効性を示すことができず, 2019 年, ACR のガイドラインでは条件付きで否定されている[167)]。

膝蓋大腿関節の障害に対しては装具やアライメントを整えるテーピングが有効であると報告されている。血栓性静脈炎の予防のため，静脈のうっ滞が起こらないように注意しなければならない[188)189)]。膝の不安定性が強いスポーツ選手には，近年の機能的膝装具においてもスポーツ時の不安定性は解消できないので，靱帯を再建するほうがよい[190)]（図 6-4）。

4）その他

杖の使用はガイドラインで強く推奨されている。抵抗なく使うことができるような装飾的な杖，上部が開いて腰掛けになる杖，傘ステッキなどが比較的受け入れられやすい[167)]。

7. 足　部

足を侵す種々の全身性疾患を理解し，下肢全体のアライメントを考えて足部を捉えることが重要である。裸足での立位・歩行時の視診，および立位下肢長尺XP[191)]や足部・足関節の立位でのXPが理解に役立つ（**図7-1, 2**）。また足趾の筋力も転倒予防に重要であることが明らかになっており[192)]，足部の理解は全身を考えるうえでも必要なことである。

RA[193)]では足首から遠位のすべての関節とそれに接する腱が侵される（**図7-3**）。リウマトイド結節や限局性の滑液包の腫脹のため圧迫部に痛みを生じ，さらに潰瘍をつくると感染の原因になりうる（**図7-4**）。また，関節の骨びらんや強直，疼痛や変形は，複雑な歩行障害を発生させる。血管炎や糖尿病を合併している患者は，神経血管病変のため，足の障害を起こしやすい（**図7-5**）。近年はRAの治療がよくなったため以前のような切除関節形成術[194)]（**図7-6**）ではなく，関節を温存した手術治療（図7-2C）が選択され，手指の手術や足趾の温存手術が増加している[21)195)196)]。

OAでは母趾の中足趾節（MTP）関節（**図7-7**）と趾節間（IP）関節が多く，ときにショパール関節が罹患する。

痛風[197)198)]は母趾のMTP関節を侵しやすいが，その他の関節も罹患しうる（**図7-8**）。

PsA，反応性関節炎などは末梢性の脊椎関節炎に分類され，関節および靱帯付着部を侵す。足趾の靱帯付着部の炎症は

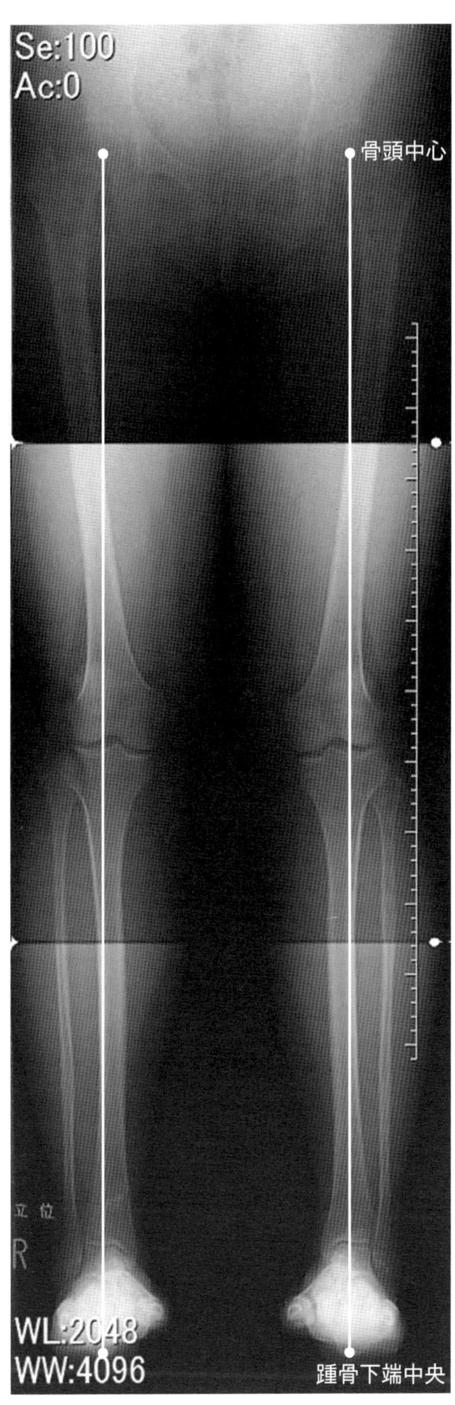

図7-1　XP，下肢立位長尺正面PA像
AP像ではなくPA像で，股関節から踵骨までの荷重軸が評価できる[191)]．

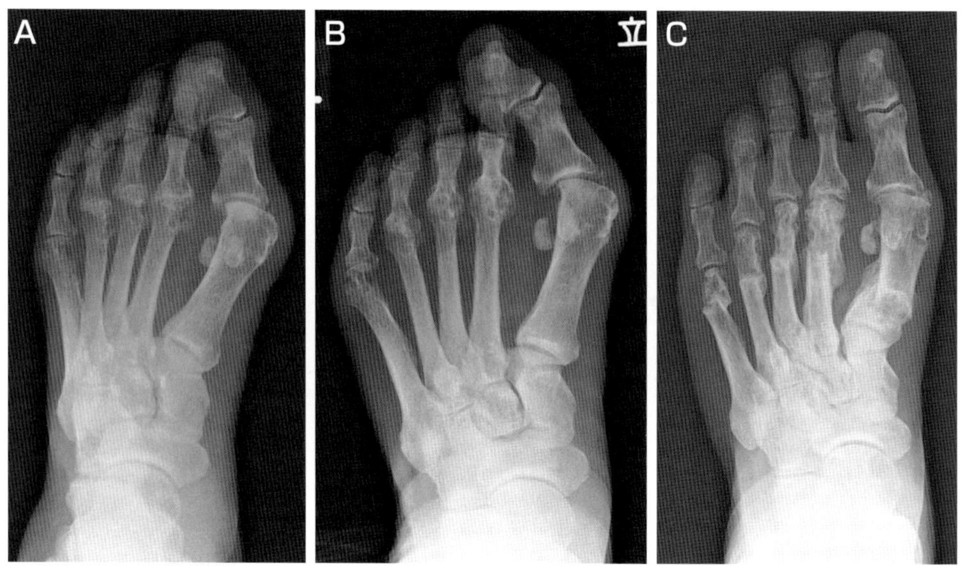

図 7-2　XP，左足正面．68 歳男性 RA

A：臥位 XP
B：立位 XP，開帳足が明らかとなり，臥位に比べて外反母趾は悪化している．
C：関節温存手術術後

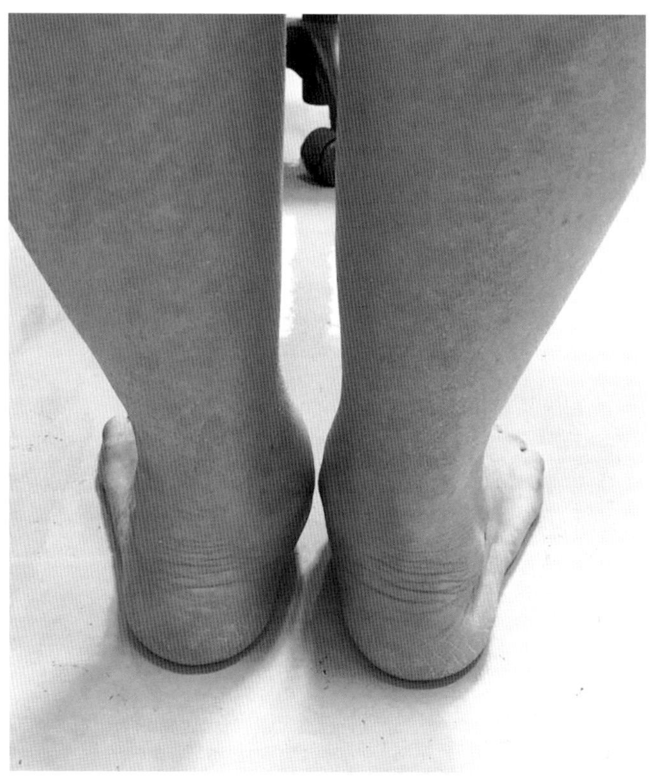

図 7-3　65 歳女性

両側性の後脛骨筋（TP）不全による扁平足．右が強い．TP 腱に沿って圧痛があり，後ろから見ると足趾が右で多くみられる（too many toes sign[154) p704]．

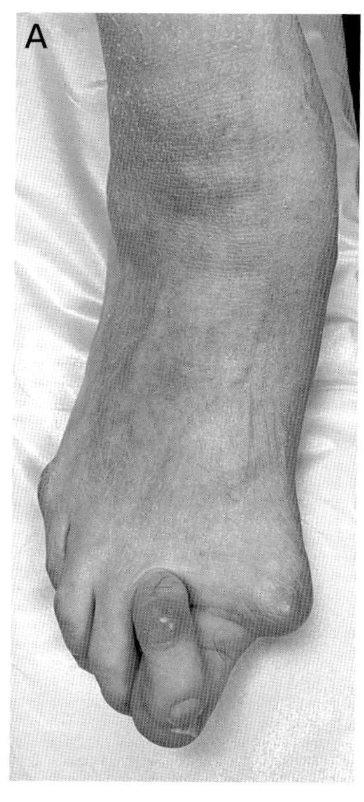

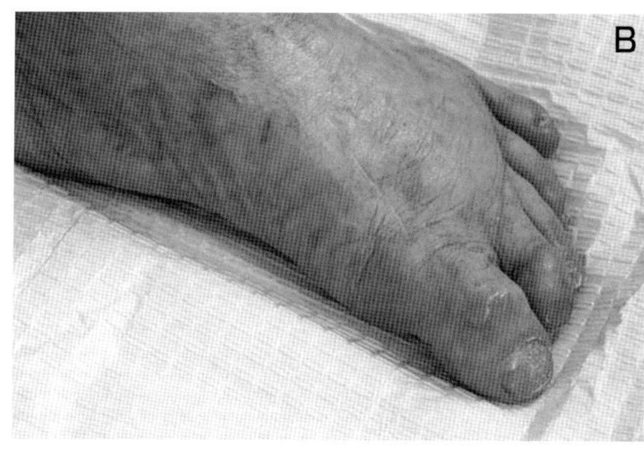

図7-4　足部皮膚障害 RA

A：72 歳女性 RA．第 2 趾 PIP 関節背側に発赤をみとめる．一時期浸出液あり．

B：79 歳女性 RA．母趾 IP 関節背側の発赤．予防的に IP 関節固定術を施行．

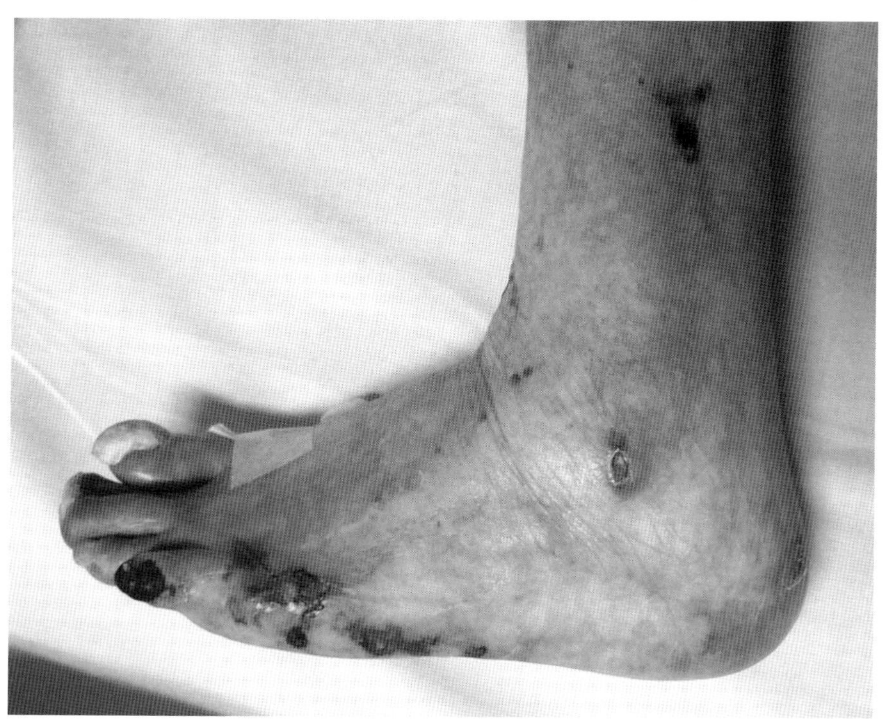

図7-5　75 歳女性 RA

血管炎により足部から下腿にかけて皮膚潰瘍を認める．

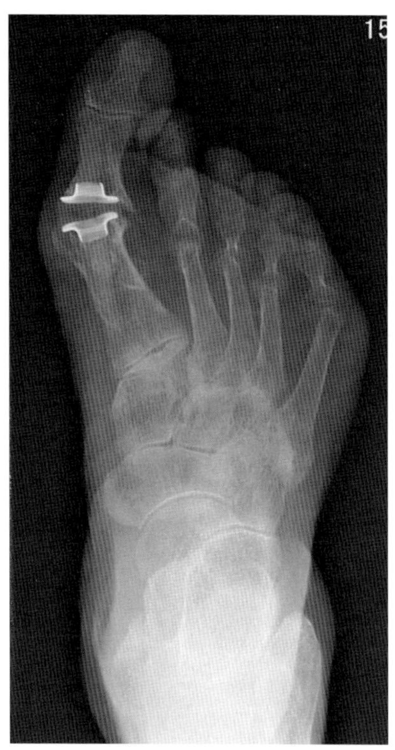

図 7-6　XP，右足正面．83 歳女性 RA
2-5 趾の切除関節形成術と母趾のスワンソン人工関節を施行．

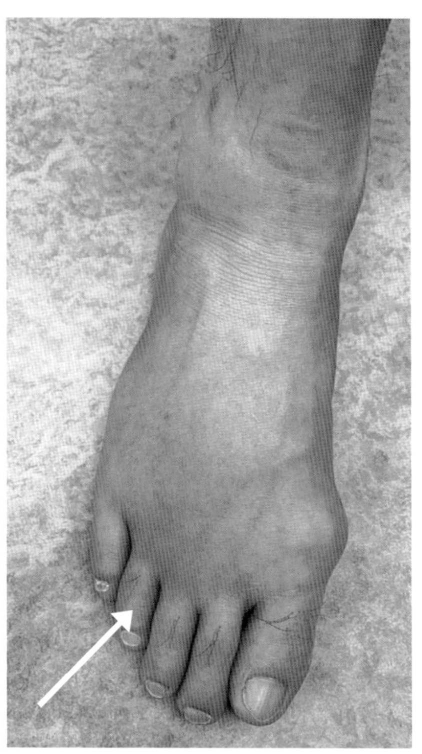

図 7-8　63 歳男性
痛風発作が母趾ではなく 3-4 趾 MTP 関節を中心に発症．

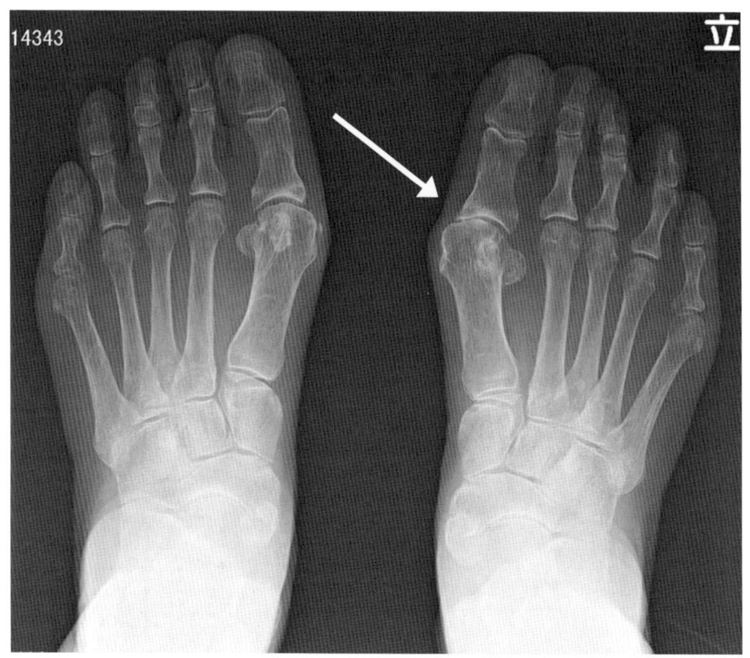

図 7-7　XP，両足立位正面．70 歳女性
右母趾 MTP 関節症（強剛母趾）．関節裂隙が狭小化しない外反母趾と間違わないこと．

趾炎と呼ばれ，足趾がソーセージ様に腫れる[4)12)]。

表7-1に歩行周期と障害の生じやすい部位および疾患をまとめてみた[2)199)]。疾患のコントロールを十分に行い，それでも残る足の局所的な問題に対しては装具療法なども適応する[22)200)201)]。それによって疼痛が軽減し，筋力の回復，ADLの改善が得られると報告されている[202)]。また，限局性の足部の炎症に対しては，ステロイドの局所投与も考慮する。

表7-1 歩行周期と足部疾患の疼痛増悪[2)]

歩行周期	障害部位	疾　患
踵部接地	踵部	AS，アキレス腱炎，滑液包炎
後足部負荷	後足部	RA，AS，距骨下関節炎，足根管症候群， 腓骨筋腱炎，後脛骨筋腱炎
足底接地—両足接地	足底アーチ MTP関節	ショパール関節，リスフラン関節，RA， OA，足底腱膜炎，踵骨付着部炎， SpA，外反足，足根洞症候群
踵部離地	前足部	中足骨痛（RA，外反母趾，OA，バニオン）， 種子骨炎（RA，OA，外傷後種子骨炎）， モートン病
足趾離地	MTP1，IP 足趾	強剛母趾 重なり趾，鉤爪趾，鶏眼，胼胝

リハビリテーション医療

1）物理療法

交代浴は43℃の湯に5分間つけ，次に13℃くらいの水に2分間つけ，それを3，4回繰り返し，最後は温水で終わるようにする[85)p1165, 136)203)]。下肢の神経痛（糖尿病性ニューロパシー，反射性交感神経性ジストロフィー〈RSD，CRPS1〉または坐骨神経痛）に対してはプレガバリンなどの薬物治療を行うのがよいが，交代浴，TENSなど物理療法の検討も可能である。超音波，局所の氷マッサージや冷湿布は足の症状に対して鎮痛効果を期待できる。神経血管障害を伴う場合は過度の温熱や寒冷療法は避ける。徒手療法には足部マッサージ，とくに長時間の歩行，また，起立後の足底部マッサージ，足趾の亜脱臼の整復，腓腹筋・ヒラメ筋の痙攣を軽減するための背屈伸張訓練などがある。こむら返りにはアキレス腱の伸張が効果的であるが（**図7-9**），芍薬甘草湯1包の服用が著効する。

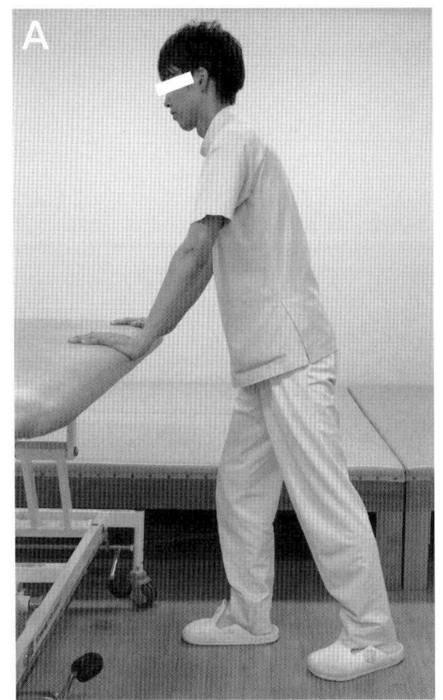

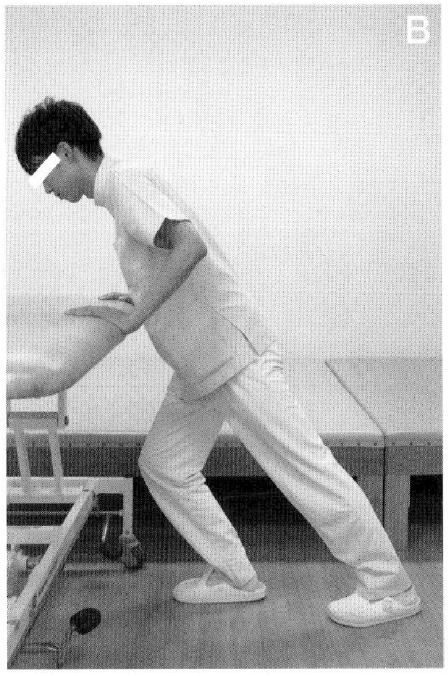

図 7-9　足関節の背屈（下腿三頭筋とアキレス腱の伸張）
患者はテーブルの前に立ち，左の患肢を後方に伸ばす．ついで足底全体が地面に接した状態で右側の膝を屈曲する．テーブルに寄りかかることで，足関節の底屈筋が強く伸張される．

2）運動療法

足部の運動についてはタオルギャザーなどを指導する（**図 7-10**）ことが多いが，近年，解剖や MRI を利用した証拠に基づく運動療法が開発されてきた[204)205)]。足部全体を縮め足の甲を上げる運動や，2～5 趾・母趾の背屈運動などがある。

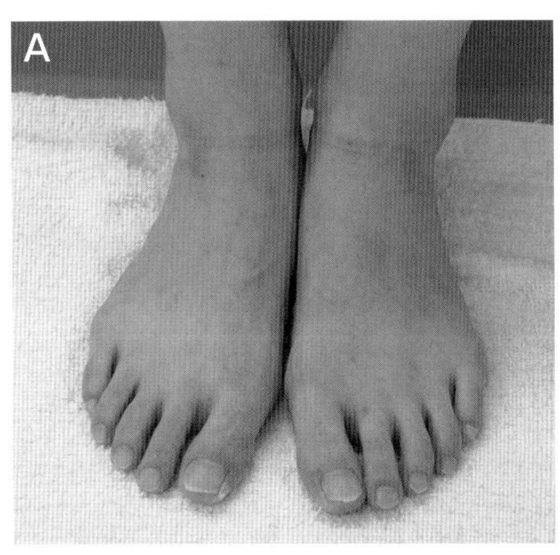

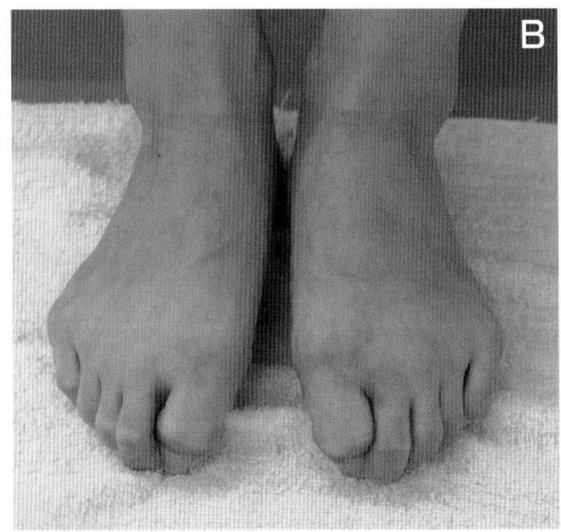

図 7-10　足趾屈筋の強化と伸張
A：この運動の目的は足底筋の強化と足の遠位部の関節周囲の伸張訓練である．患者は床の上の薄いタオルの上に足を揃えて座る．
B：踵はタオルの上に置き，足趾の運動で，踵のほうにたぐり寄せる．3～5 回繰り返す．タオルの前方に小さなおもりを置くとより大きな抵抗が得られる．

伸張訓練

アキレス腱の伸張を行わない足関節の背屈訓練は，膝を屈曲位にして行う。立位でのアキレス腱の伸張は，前足部を少し内転させ，訓練の際に踵骨が過剰に外反位に伸張されて足の外返しが強くならないよう注意して行う（図7-9）。足と足首全体の穏やかな伸張には，足を底屈させ，足趾を底側へ曲げ，ついで足を背屈させ足趾を広げる運動をする（**図7-11**）。足を内側へ曲げて外がえし，外側へ曲げて内が

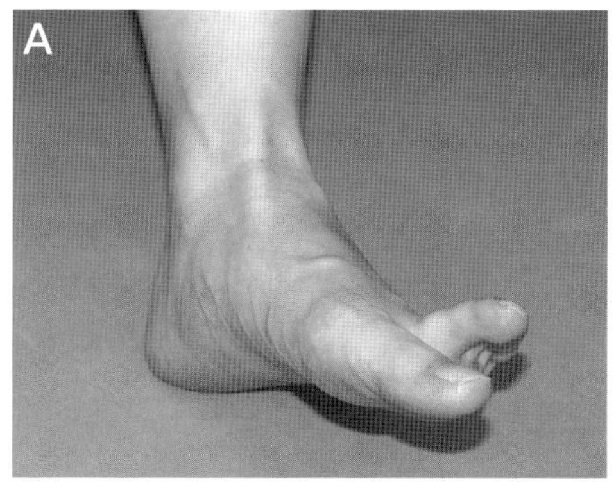

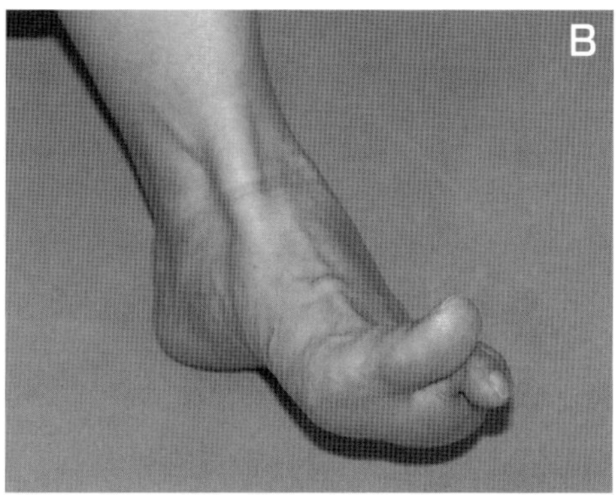

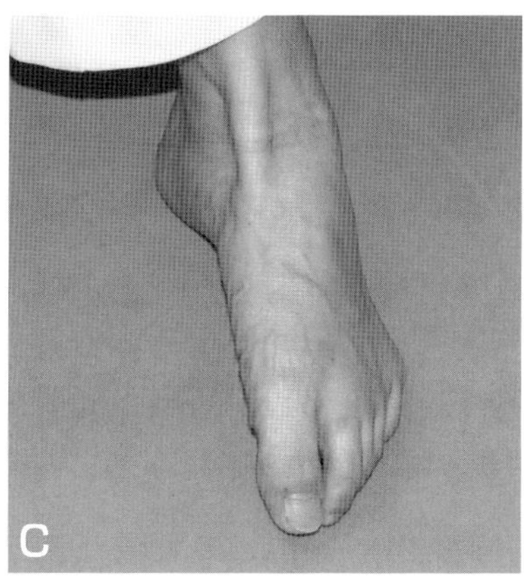

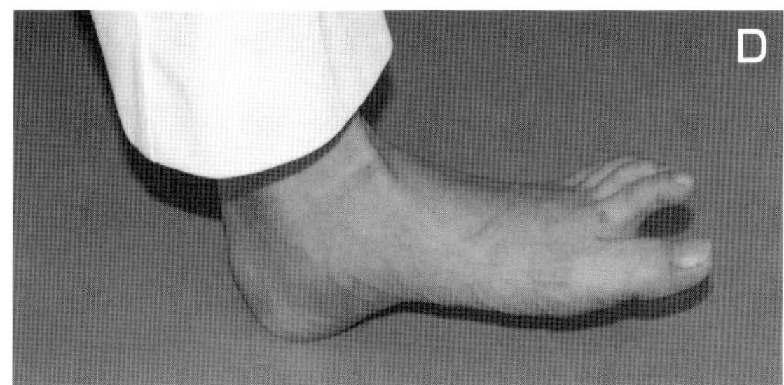

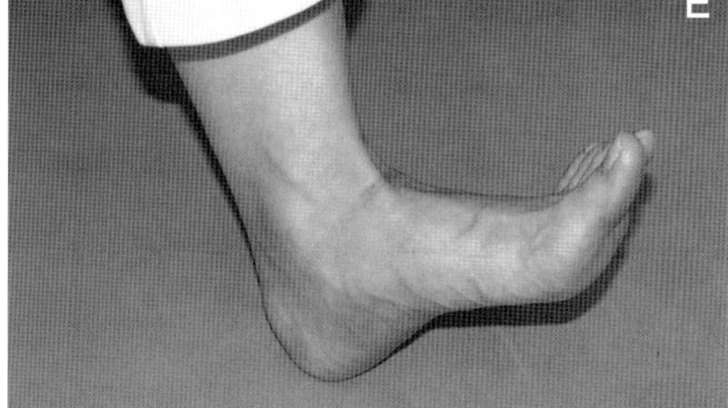

図7-11　足首の回旋[2)]

足関節周囲の靱帯と筋とを伸張して，足首の動きを改善する目的である．

A：患者は椅子に座り，足は椅子から約30cm離して床の上に置く．左の踵を約45cm前へ出し，足趾のつけ根の膨らみ部分（足趾球）が地面より5～7cm上方になるようにする．

B：踵は床につけたまま，左足を内返しする．足首で伸張感が得られたなら，その位置で5数える．

C：次に踵を床の上に置き，足は内側へ曲げられた位置で足首から曲げていき，足趾をねじって床に向かってできるだけ下方，前方にくるようにする．この位置で伸張し，5数える．踵を床につけたまま，足趾は床に向かって曲げられた位置とする．

D：ついで足を外返しする．この位置で伸張訓練を5数える間行う．

E：ついで足を外側に向けたまま，足首，足，足趾を上方，膝のほうを向くよう保持し5数える．ついでAの位置に戻す．A～Eを3～5回繰り返す．

えし，ついで時計回り，反時計回りに足趾を回転させる。これで足部のROM運動が一巡し，足部の伸張訓練が完了する[2)]。足趾を使って床に敷いたタオルを引っ張る運動（タオルギャザー）は簡単で，穏やかな足の内在筋および外在筋の訓練となる（図7-10）。RAで内在筋の痙攣や短縮による二次性の早期のMTPの背屈拘縮は，徒手的にMTP関節の屈曲伸張を行う。先しんを高くし，中足部にパッドを入れた靴（**図7-12**）やサンダルを履くようにしても除痛できる。

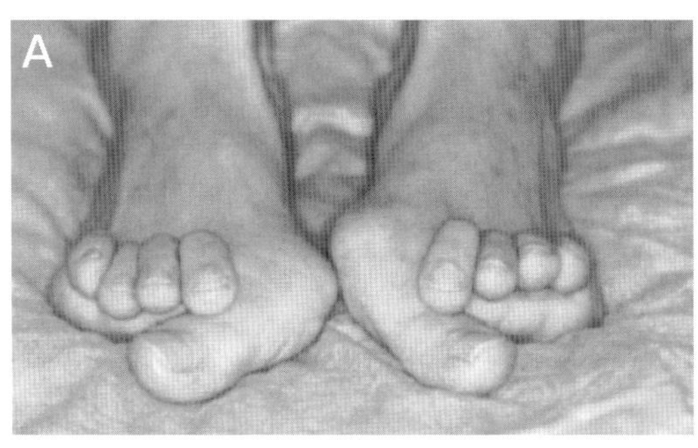

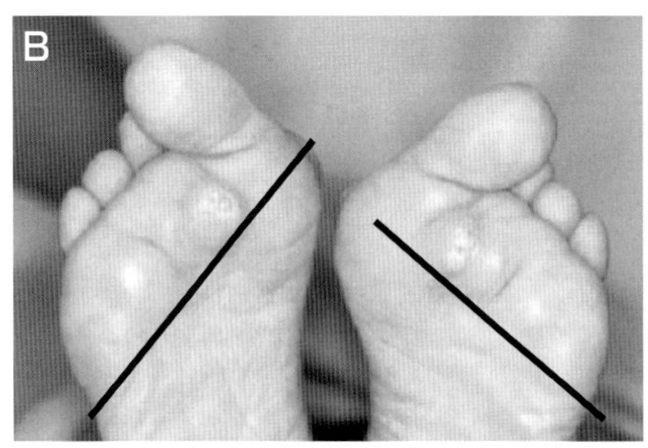

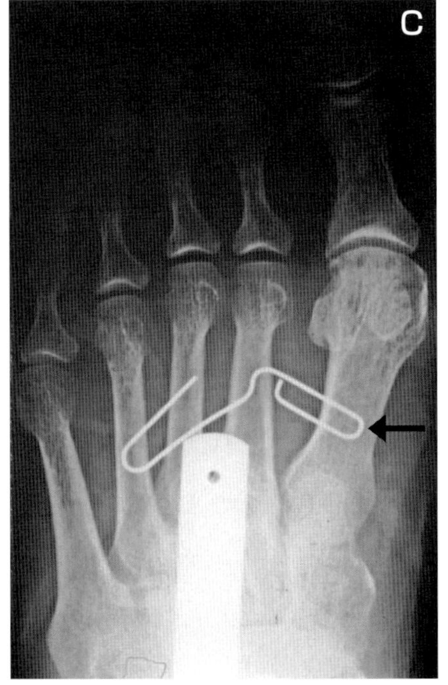

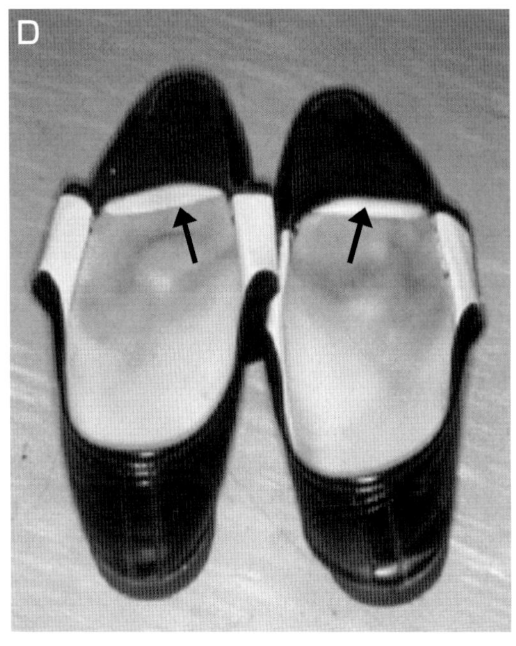

図7-12　RA足部扁平三角変形（A）
中足骨桟の評価は，桟の部分（D，矢印）にマーカー（C，矢印）を置いて足部正面立位XPを撮影すると，免荷が正しく行われているか確認できる．黒線は桟の目標位置（B）．

筋力強化

足部の外在筋（長趾伸筋および屈筋，腓骨筋，前・後脛骨筋，腓腹筋・ヒラメ筋）の筋力強化は疼痛のない位置での等尺運動から始めるのがよい。床やフットボード，扉，枕，バスローブの帯，ベルト，ゴムホース，セラバンド®，ビーチボールなどを利用する[104)192)]。

軽い抵抗を用いての等張性運動（たとえば約500gずつの増量）を，訓練が望みのレベルに達するまで付け加える。筋疾患に罹患している筋肉や神経障害あるいは神経根症性の麻痺筋に伴う筋の弱化は，その疾患の限界以上の筋力の回復を期待できない。

3）安　静

疲れて跛行を呈する足には，靴を脱ぎ，できれば足を少し挙上してリラックスさせる。

ADL・装具[206)]

足に関係する日常生活動作は，歩くこと，走ること，その他基本的には立位・歩行のすべてにかかわる。本邦の家屋では一般に靴を脱ぐので，屋内用と屋外用（靴内）の2種の装具を考える必要がある。足の保護のためには，柔らかめの装具（エルゴフレックス）で局部の圧迫を除き，硬めの装具（ポリプロピレン）で足部の変形を防止する[200)]。防護的な非刺激性の履物を選び，または種々の装具・パッド・包帯をつけ，あるいは柔らかくしたり刺激部位を伸張して靴を履きやすくする[24)]。重症になった関節炎の前足部，とくに循環障害と神経障害の合併した足には，先しんの足底部を掘り下げゆとりを持たせ，硬めの素材で作成した足底板を用いて，摩擦のないクッション靴底のものが適する。踵部の圧迫が軽減し，過度の外がえしが起こらないように支えられ，第1MTPおよび第2から第5MTP関節にかかる圧迫は減らされる。足趾の背側部には縫い目のないようにする（縫い目は限局性の圧迫を引き起こす）。履きやすいように，靴ひもの穴の多い（5対以上の穴がよい）ものが望ましい[2)]。ベルクロ®止めや弾力性の靴ひもであらかじめ結ばれている靴も，手の機能障害のある患者には便利である。

中足骨痛に対してはMTP関節の近位でパッドを靴の中に入れる（図7-12B）。これは中足骨桟を靴底につくるとつまづく可能性がある[2)]ことによる。そのため靴内に装具を作成する。

足首と後足部の疼痛に対しては，膝下荷重装具が体重のかなりの部分を免荷し[207)]，歩行時の疼痛を緩和する[201)]。この装具にクッション（solid ankle cushion heel：SACH）ヒールとロッカーバーを併用すると，歩行時の踵接地から足趾離地に至る体重移行が容易になる（**図7-13**）。

坐骨神経痛や末梢神経障害の患者に合併する背屈力の低下に対しては，ポリプロ

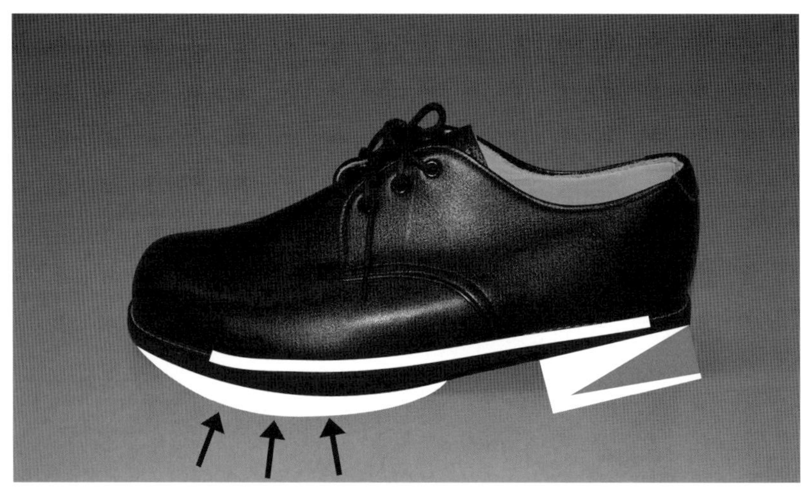

図7-13　SACHヒールとロッカーバー[2)]

SACHヒールあるいはクッションヒールは踵接地時に生じるショックを吸収し，歩行の立脚相における最小限の足関節運動で足底接地期に移ることができる．クッションヒール（緑部分）が柔らかすぎると，不安定となる．ロッカーバー（矢印）はショパール関節，リスフラン関節およびMTP関節を安定させるために硬い内面のシャンク（土踏まずしん，白線）と連係している．足はロッカーバーの上を回転して中足部やMTP関節あるいは足関節の最小運動で趾離床期に移る．クッションヒールは踵に疼痛があるときに有用なことがある．ロッカーバーは第1MTP関節およびIP関節のOAのときに有用であり，中足骨パッドを併用すれば，MTP関節の強い関節炎による痛みを軽減する場合がある[206)p236]．SACHヒールとロッカーバーの組み合わせは足関節炎あるいはショパール関節炎に適応がある．

ピレン製のAFO（ankle foot orthosis：足首—足装具）などが歩行時の不安定性や疲労を軽減する（**図7-14**）。腓腹筋・ヒラメ筋の弱化があるときには踵を高くし，ロッカーバーを追加することで歩行が改善される。

装具処方だけでなく（**図7-15**），ヒールクッション，魚の目パッドや圧迫点保護パッドといった市販品が安価で適合がよいこともある[22)-24)]。

軽いジョギングシューズや，装具を入れやすい靴も多くある。これらを利用して関節炎の足に適用できる。強く障害され変形している足は，整形外科靴が必要であるが高価になる（**表7-2**）。歩行補助具として杖，松葉杖，歩行器，長柄靴べらなどが有用である。

表7-2　整形外科靴の条件[2)]

①硬い月形しんによる踵部支持，変形予防
②中足部は足部アーチ支持のよいふまずしん
③扁平三角変形対応の高く側方に広い先しん
④鉤爪趾などの趾背側に縫い目があたらない

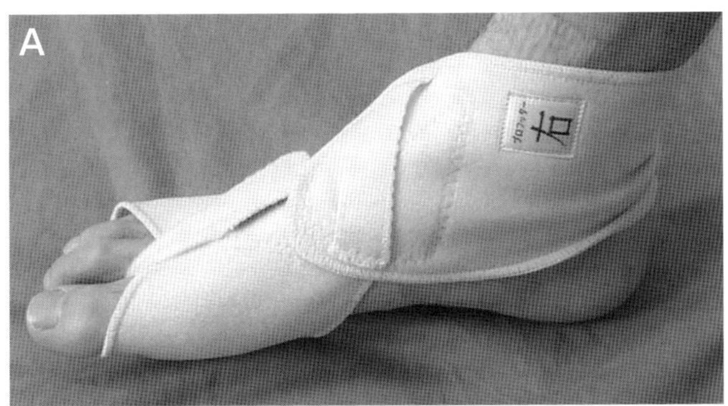

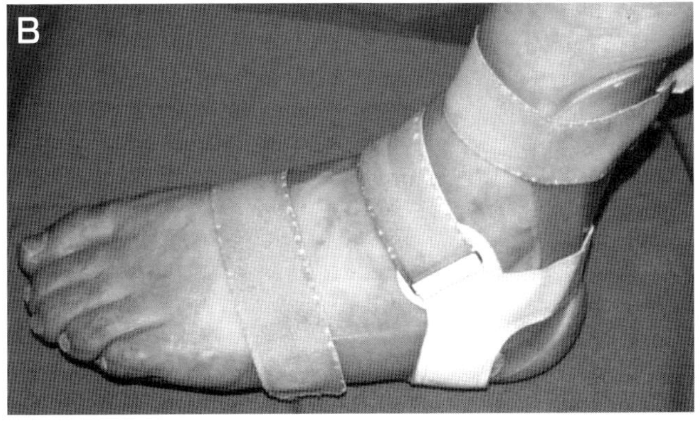

図 7-14　下垂足用装具
A：プロフッター®，B：オルトップ AFO®．痙縮のない尖足に用いる．A は足部を背屈する力は弱い．

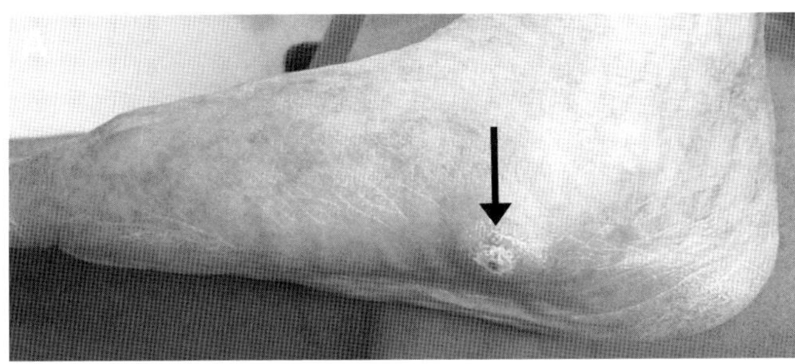

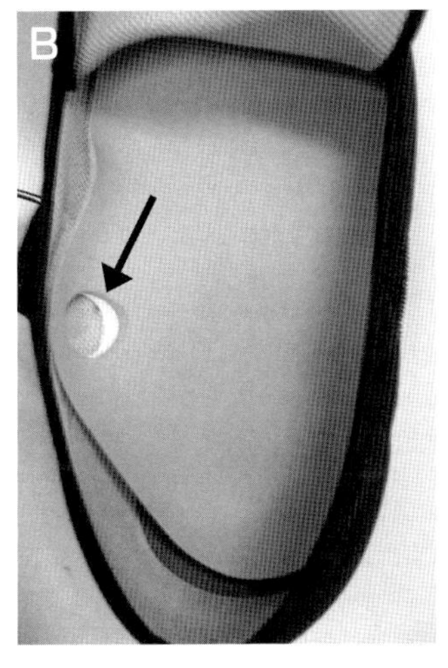

図 7-15　装具検収の重要性
足底板の検収時に足部の正しい位置（A 矢印）で免荷（くりぬき）（B 矢印）がされているか確認すること．

4）その他

足はリウマチ診療においては比較的おろそかにされやすい。患者も足を出したがらない。そのため，直接装具士や靴屋に相談することも多い。患者がわれわれに相談しやすくし直接介入することで，真に有用な装具を処方できるよう心がけるべきである（**図 7-16**）。

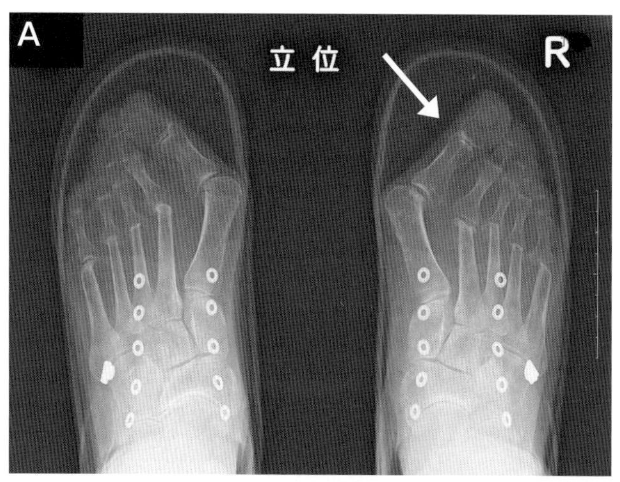

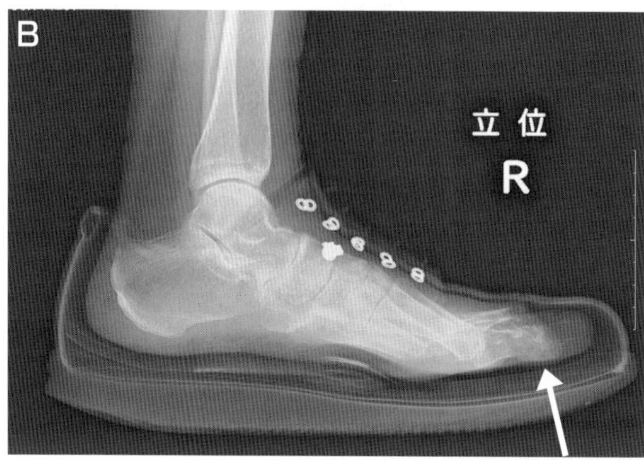

図 7-16　靴装着時の足部立位 2 方向 XP．50 歳女性 RA
右の外反母趾が再発し，母趾 IP 関節内側が足底にあたり疼痛が出現していた（矢印）．足底板の免荷位置が不明瞭な場合は，靴を履いて，立位 X 線を撮影すると，免荷すべき位置が明らかとなる．A：正面，B：側面

8. 頚　椎

頚部の椎間板変性は下位頚椎に多い。その後，中位頚椎に及ぶ。上位頚椎は比較的まれである。RA では環軸椎の亜脱臼（AAS）が多い。まれに軸椎垂直性亜脱臼（VS）が生じることもある（**図 8-1**，7）。さらに，中位頚椎では軸椎下亜脱臼（SS）が起こる（図 8-1 および**図 8-2**）。この SS は，AAS と比べ少ないが，頚髄症，神経根症のため ADL 障害は強くなる。リウマチ病の頚椎病変の分類を**表 8-1** に示す。症状と重症度（痛み，不安定性，神経学的欠損）と経過時間（急性，亜急性，慢性）

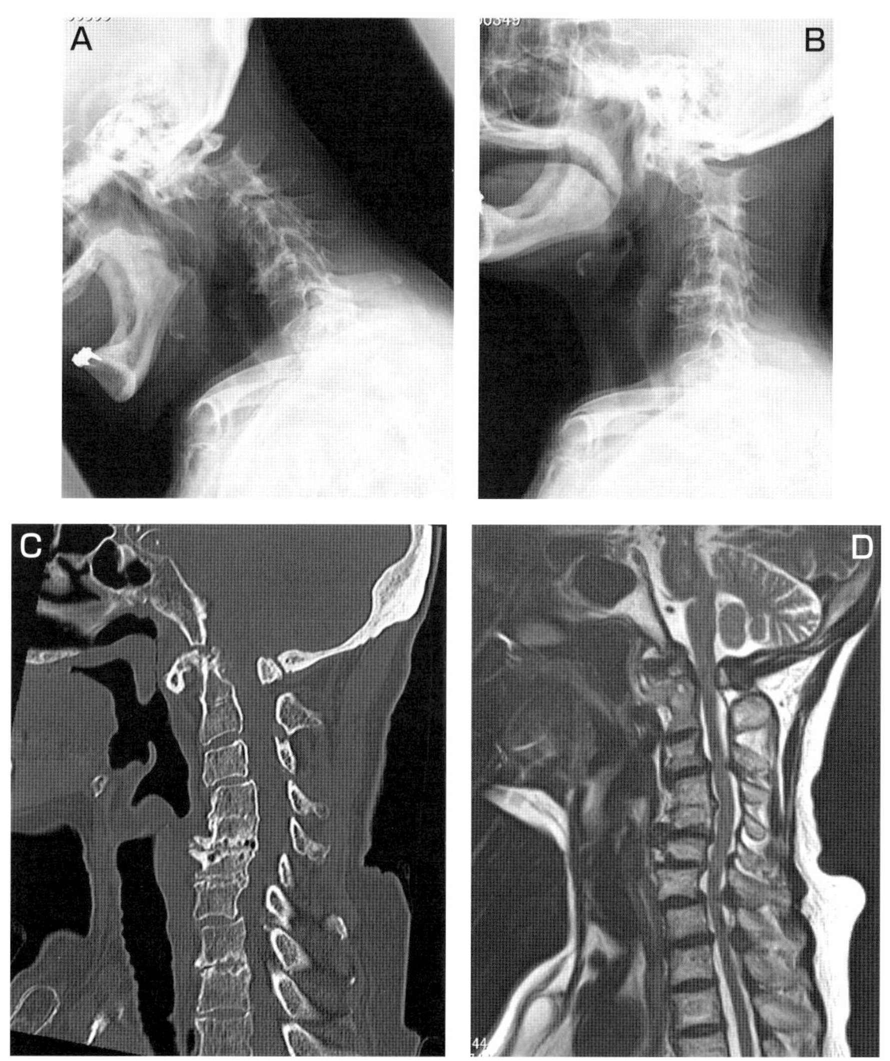

図 8-1　81 歳女性 RA．A：XP 頚椎側面像前屈位，B：XP 頚椎側面中間位，C：CT 矢状断再構築像，D：MRI，T2 強調矢状断像

AAS，VS，SS を合併，頚椎前屈位中間位とも AAS は変化なく固定されている．CT 像で環椎後頭関節が脱臼し歯突起が一部頭蓋内に侵入しているのがわかる．MRI にて延髄から頚髄が圧迫されている．

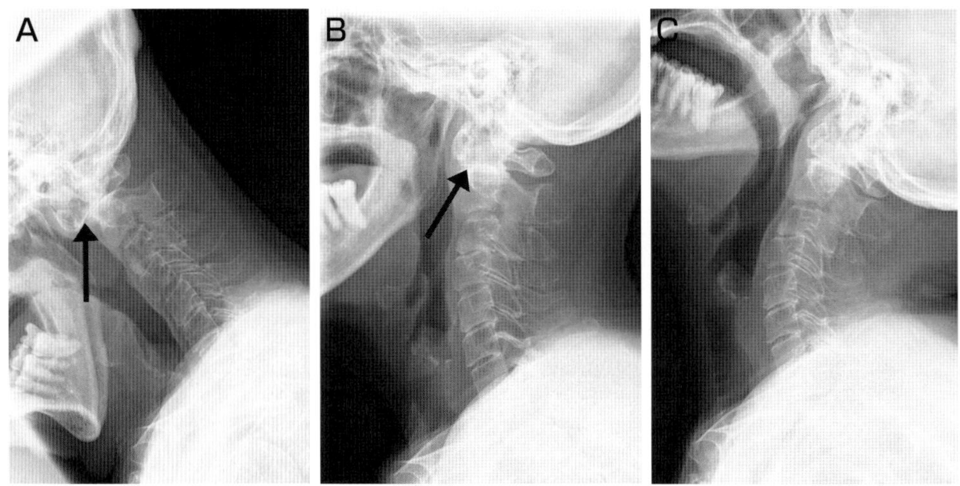

図 8-2　XP 頚椎側面，前・後屈像．79 歳女性 RA
AAS と SS を合併する．前屈位では（A）歯突起が後方へ移動（矢印）し，中間位（B）ではほぼ整復される（矢印）．C3/4/5 間で C3 の安定した後方滑り，C4 の不安定な後方滑りを合併する．C：後屈像

表 8-1　リウマチ病の頚椎病変

①椎間板障害，変性＋/－神経根症
②RA の環軸椎亜脱臼（AAS）＋/－垂直亜脱臼（VS）（図 8-1）
③軸椎下亜脱臼（SS）（図 8-1, 2）
④AS 等に伴う強直（**図 8-3**）
⑤DISH，OPLL（**図 8-4**）

によって治療計画が決まる。

椎間板障害の臨床症状は，靭帯や筋肉の緊張および反射性の筋痙攣で，この症状はほとんどの症例でみられる。ときに髄膜炎症状を呈する歯突起周辺に石灰化を認める偽痛風発作である crowned dens syndrome に遭遇することがある（**図 8-5**）。また，透析性脊椎関節症もリウマチ性頚椎病変とよく似た病態を示すことがある（**図 8-6**）。

Halo vest（ヘイローベスト）（**図 8-7**）は上位頚椎の固定に使用され下位頸椎での適応は少ない[208)]。しかし，死亡を含め，嚥下障害，肺炎などの合併症には注意を要する[209)]。Halo はヘイローと呼ぶのが正しいが，慣用的にハローと呼んでいる[212)]。

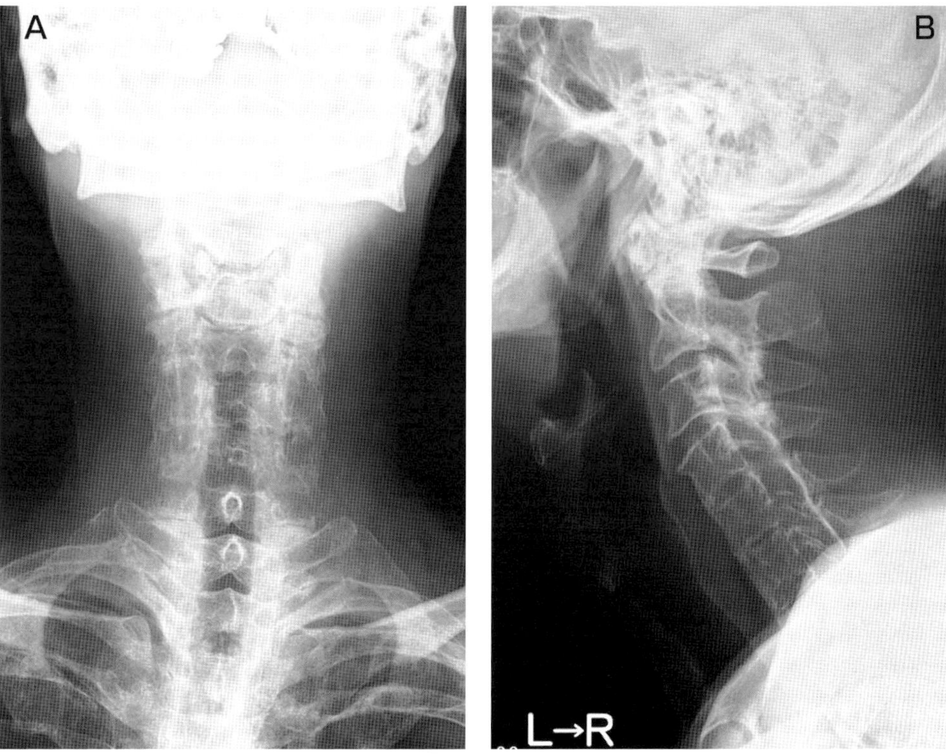

図 8-3　XP 頚椎 2 方向，64 歳男性，AS
C 4-6 が強直しており，C3/4 間ですべりを生じている．A：正面，B：側面

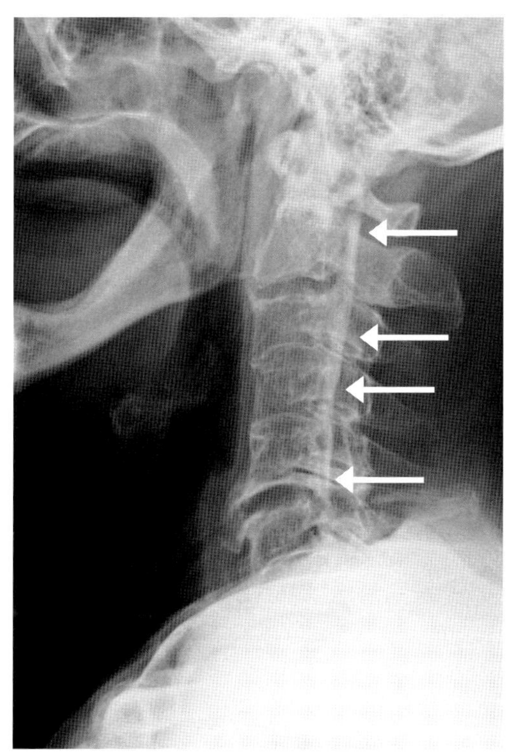

図 8-4　XP 頚椎側面．84 歳男性，OPLL
C2-C5 に連続型の OPLL を認める．

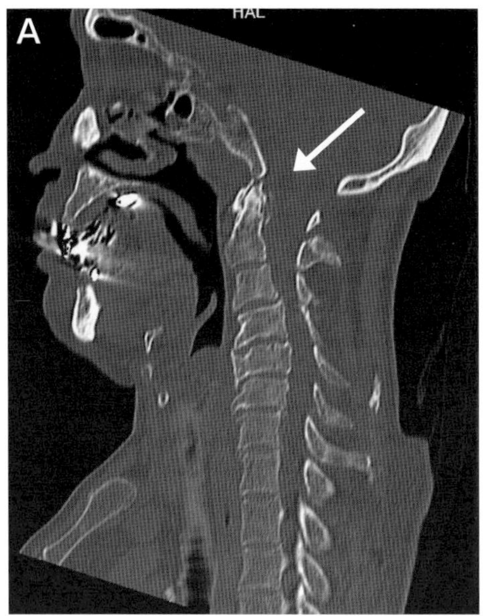
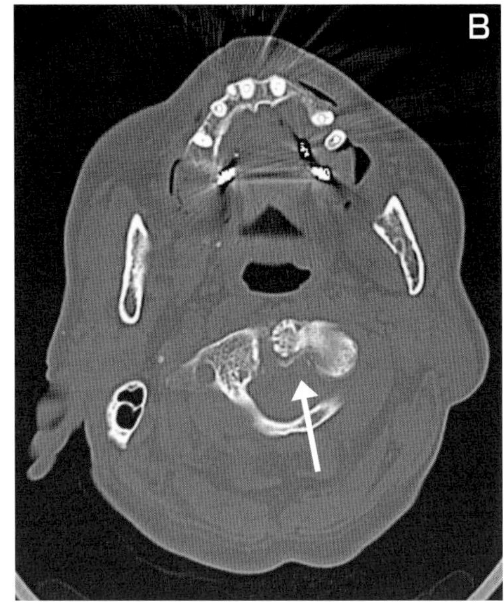

図 8-5　環軸関節偽痛風（crowned dens syndrome），67 歳男性
頚部硬直，熱発で入院，髄膜炎が疑われたが CT 矢状断再構築像（A）で歯突起後方，横断像（B）で歯突起周辺に石灰化像を認めた．

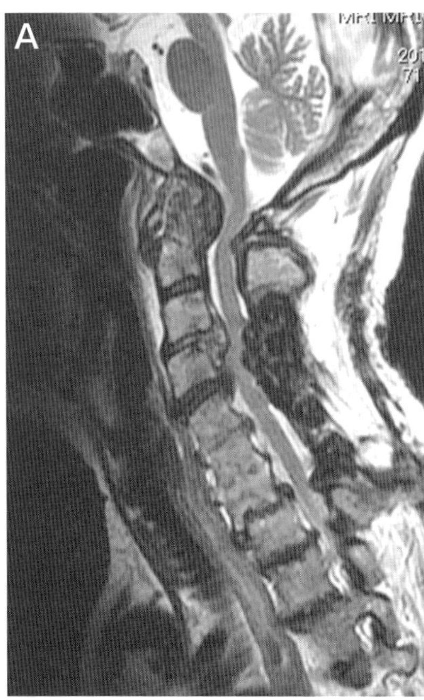
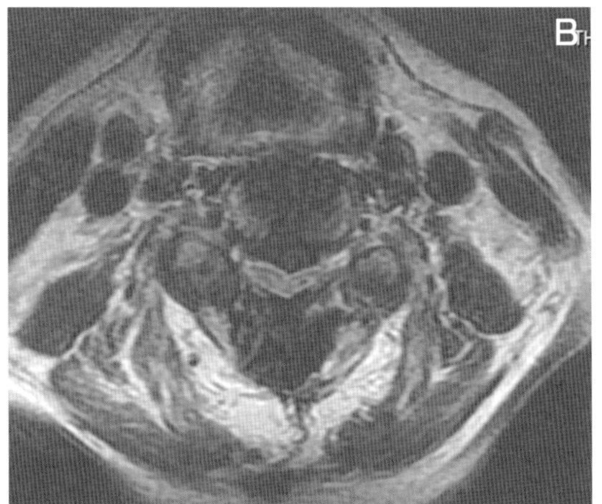

図 8-6　62 歳女性，透析性脊椎症，透析歴 32 年
A：MRI T2 強調矢状断像，歯突起の高度の破壊，C3-4 高位のヘルニアによる脊髄の圧迫を認める．
B：MRI T2 強調水平断像，C3-4 高位

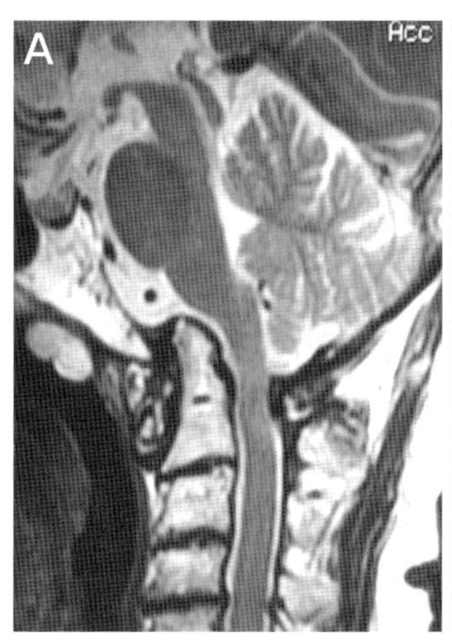

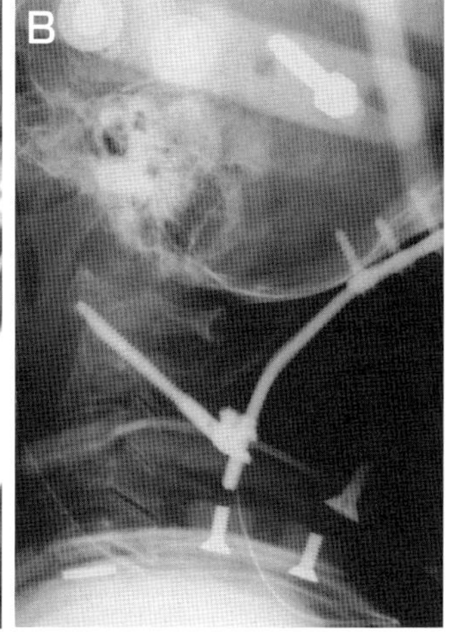

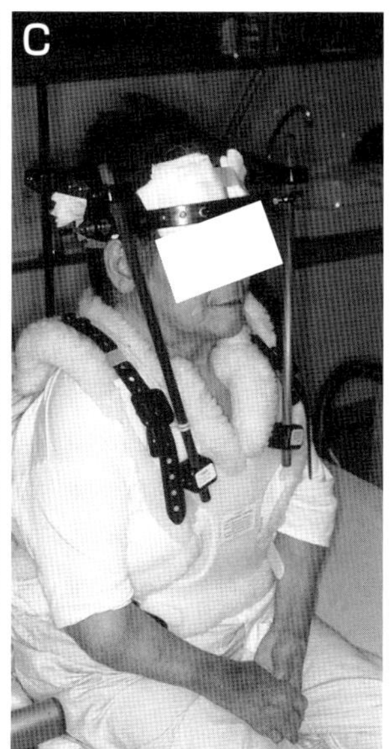

図 8-7　78 歳女性 RA, VS
歯突起が延髄を圧迫（A）し，神経症状を発症していたため，後頭骨軸椎間固定（B）を行い，術後 halo-vest（ヘイローベスト）を装着した．上位頚椎の固定に有用である．ヘイローは直接頭蓋骨に固定する．

リハビリテーション医療

1）物理療法

急性の頚部痛の除痛は，①アイスパック（20 分あてて 20 分休む）や，② 2～3 分間の氷マッサージが適応される。TENS なども行われている。

牽引療法

急性の場合，筋緊張が亢進し，しばらく頚椎カラーなどで固定したあとに試行するのが安全である。牽引前に徒手牽引療法を行い，疼痛を誘発しないか確認する[136) pp287-316]。症例によっては軽度屈曲位，正中位でない方向がよいこともある[210)]が，機械牽引で 9～11 kg の牽引が 10～20 分間行われている（**図 8-8**）。

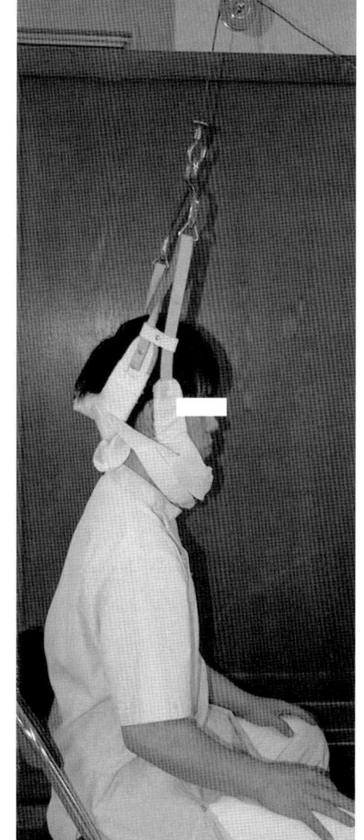

図 8-8　頚椎牽引
頭は約 20 度前屈させ，側屈させずに，牽引は長軸方向である．患者は肘掛けのない椅子にまっすぐに腰掛け，牽引時，下顎に力が少なめに加わるように保持具を取り付ける．身体をリラックスさせる．

鍼療法（および指圧）

除痛のために補助的に使うことができる[137]。

RA に対しては AAS や SS がなければ適応してよい[136) pp312-314]。

徒手療法

①まず，寒冷療法（コールドスプレーまた氷冷）を 20 分間[136) pp142-153]行ったのち，緩除な間欠的徒手牽引で筋の痙攣を取り除き，頚椎の可動域を除痛とともに改善させる。

②限局したトリガー領域の指圧[138) pp240-241]，トリガーポイント注射（局麻剤）は除痛効果がある。

③頚椎の用手操作は頚椎外傷を惹起し，頚椎損傷や内頚動脈・椎骨動脈の損傷から脳卒中を引き起こす可能性がある[2)]。そのため，自動介助または筋エネルギー徒手療法[138) pp142-150, 180-184]が勧められる[2)]。これによって頚椎の運動性が良くなり，痛みが軽減し，機能の回復が期待できる[100) 102)]。

2）運動療法

痛みのコントロールのためにはソフトカラーや装具での固定を行う。頚全体や上背部の緊張をとる目的で肩甲骨の可動性を徐々に高める運動を始める（**図 8-9～11**）。ついで，一定範囲内での頚椎の運動練習を始める（**図 8-12～18**）。寒冷や温熱を用いて，疼痛や緊張を軽減すると運動療法がしやすい。頚椎の可動性や疼痛が改善すれば，頚椎の屈筋に対して等尺性運動を開始し，次に側屈筋や伸筋に行い，また肩甲骨や上肢に対するコンディショニングを開始する[143)]（図 8-11）。頚椎の等尺性の筋力訓練は装具を外す前のコンディショニングとして重要である。

バタフライや平泳ぎ，ダイビングは頚椎の過伸展が生じるので避ける。シュノーケルを使った水泳は頚の動きが少なく，行ってもよい。サイクリングは頚椎が伸展し，神経根症を招来しやすい。しかし，サドルに対して直角に脊柱を固定する体位で乗るシティサイクルはよい。

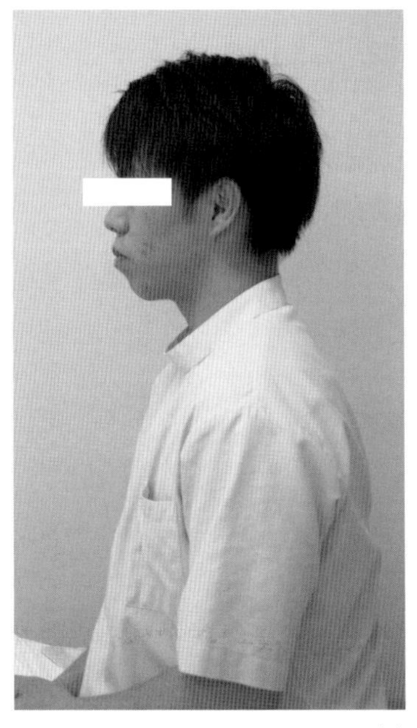

図 8-9　顎を引き，胸を張る姿勢[2) 3)]
頭と顎の前額面および矢状面でのアライメントを整えることが目的である．頭頸部の基本的位置を確立する．患者は背部が心地よく支持された姿勢で椅子に座り，両肩を後下方に引く．深呼吸し，呼気時には十分にリラックスするように指導する．視線は水平を保ち顎と頭を後ろに引く．

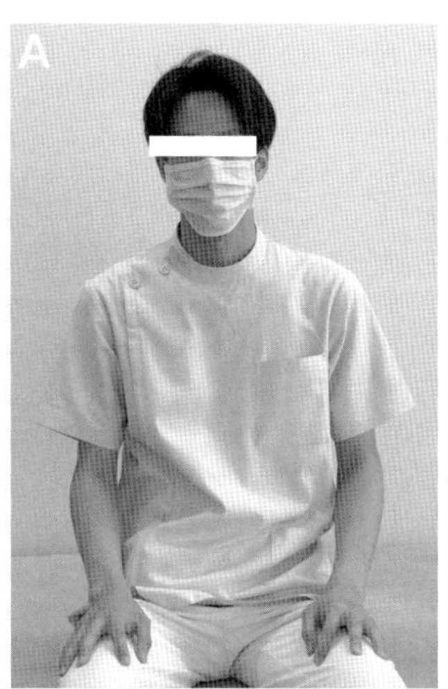

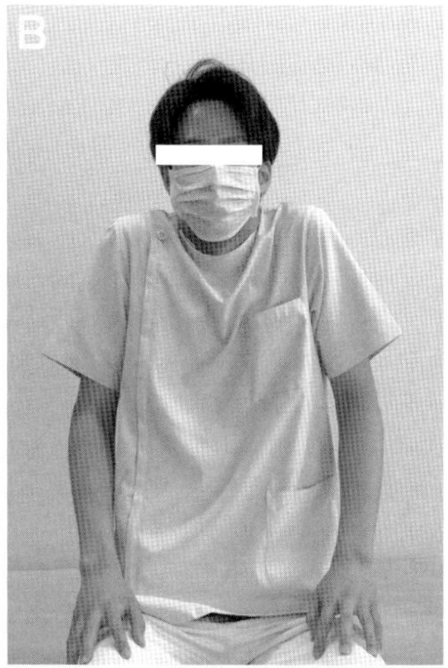

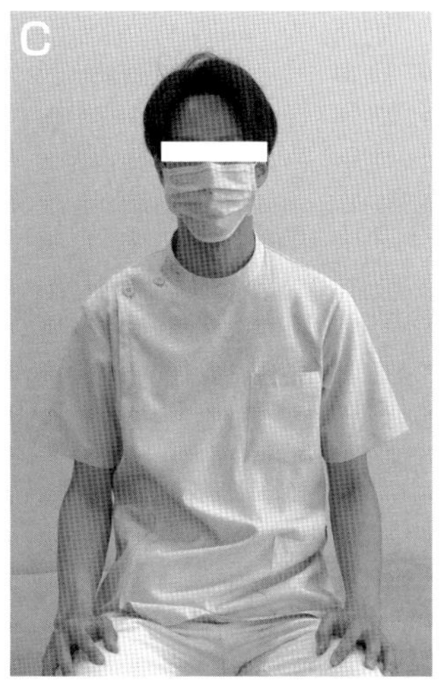

図 8-10　肩すくめと下方への伸張訓練

頚と肩の緊張を取る目的で行う．まず図 8-9 の姿勢をとる（A）．ついで両肩を耳の方向に引き上げ（B），5 数える間保持する．次に肩の力を抜いて，肩を下方に落とし（C），上背部を 10 数える間伸張する．

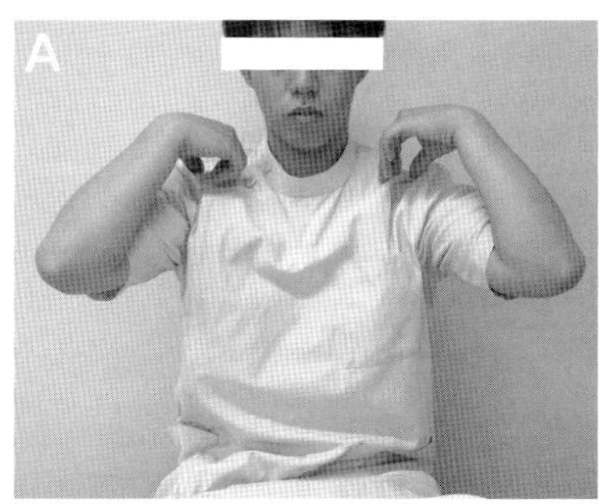

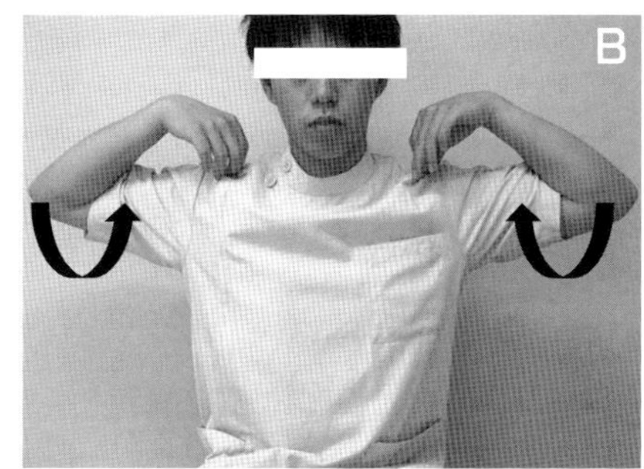

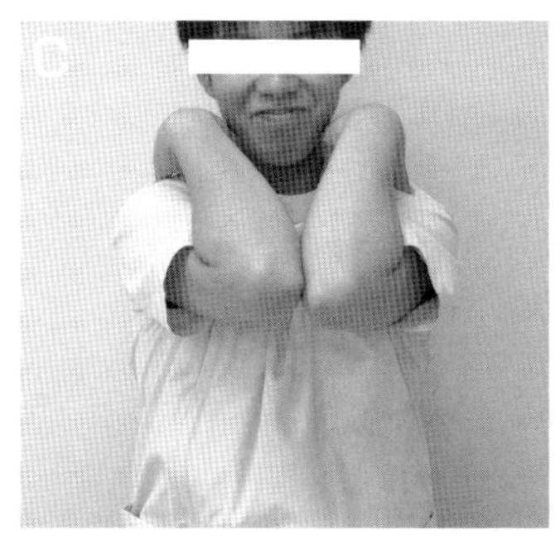

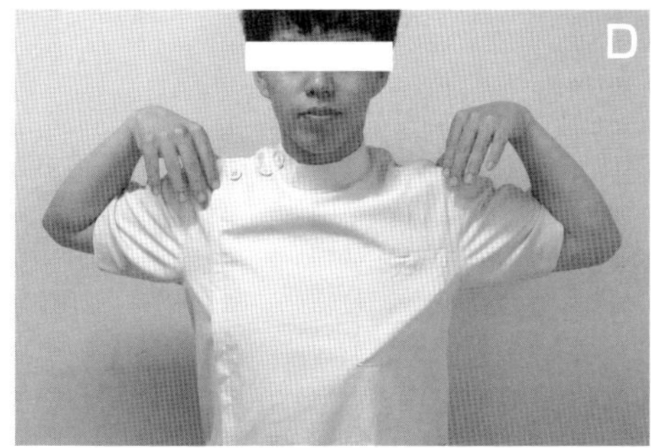

図 8-11　中程度の肩の回旋[2)]

A，B：胸筋，菱形筋，僧帽筋，前鋸筋，および肩甲挙筋を伸張し，可動域を増大させる目的で行う．まず図 8-9 の姿勢をとり，指先を肩の上に置く（A）．次に肘を両脇から外側に動かし，脇を開いていく．最大に開いた状態（肩関節外転 90 度）で，肘で小円形を空中で描く（B）．はじめは上前方へ，次に下後方へ回旋させる．5 回ほど繰り返す．

C，D：肘接触（肩甲骨付着筋の伸張訓練）

目的は緊張し硬くなった肩甲周囲筋を伸張することである．まず，A の姿勢をとり，肘を肩の高さまでもってくる．ついで息を吐きながら両肘を接触させ（C），肩甲骨間領域を緩やかに伸張する．この位置で 5 数え，もとに戻る．次に肩を水平外転し両肘を後方に引き伸ばし，両肩甲骨を閉じるようにして，前胸部の筋肉を伸張する（D）．このように肩甲骨を内転位にして 5 数える間保持し，ついで腕を開始時の位置に戻す．この動作を 5 回繰り返す[2)]．

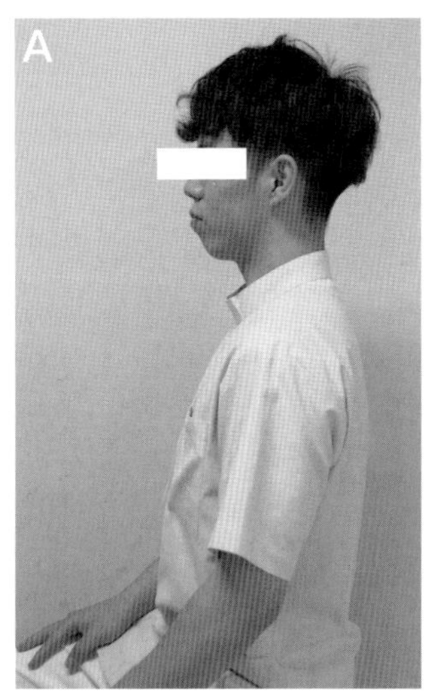

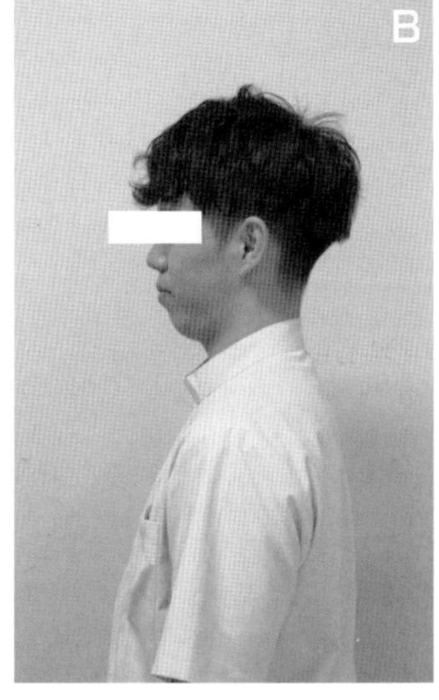

図 8-12　顎を引く
項部筋の伸張訓練である．頚の姿勢の改善にもよい．顎を引き，胸を張る．目と顎の位置を水平に保ったまま，頚後方と後頭部が引っ張られた感覚になるまで頭をゆっくりとまっすぐに後方へ動かす(B)．患者はこの後方への伸張を5数える間保持し，初めの位置に戻る．この動作を3〜5回繰り返す．

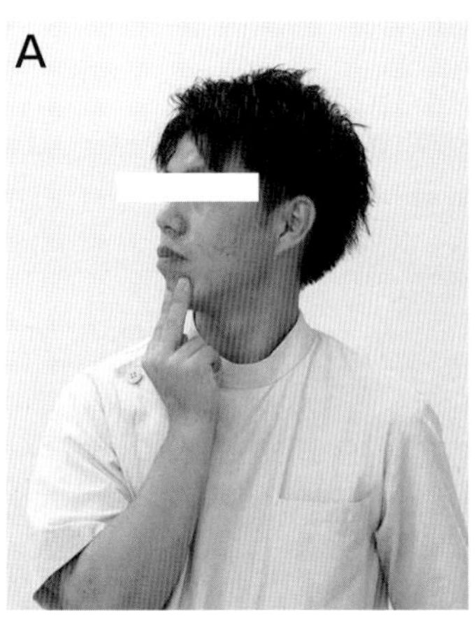

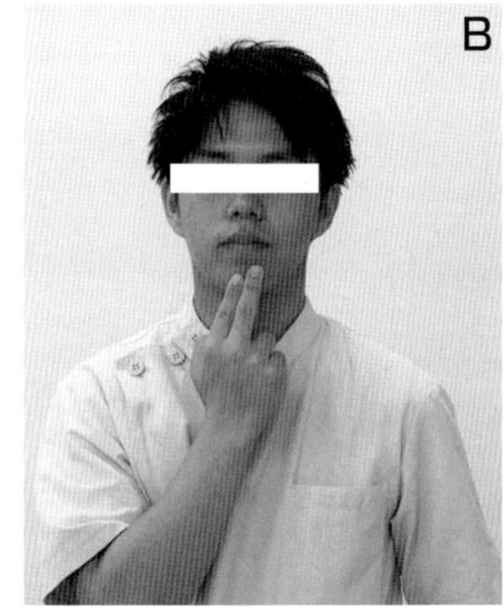

図 8-13　頚部左右回旋
頚の側方回旋の伸張を目的とする．図 8-9 の姿勢から始める．頚をゆっくりと回し，伸張感が得られるまで回旋させる(A)．顎に指を置いて顎を適当な位置に導くようにする．ついで，もとの位置に戻し(B)，同じ動作を反対方向に行う．

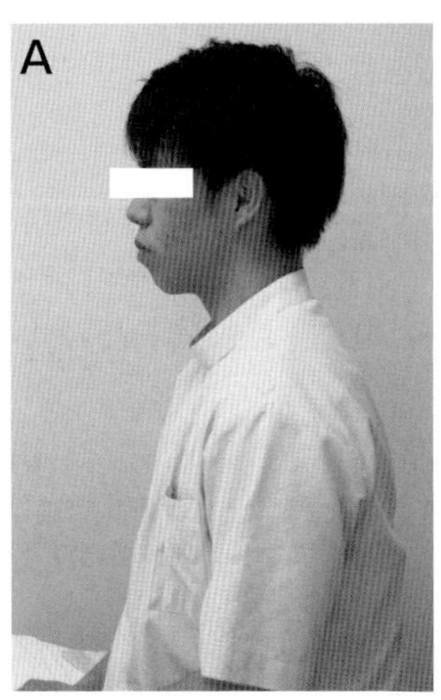

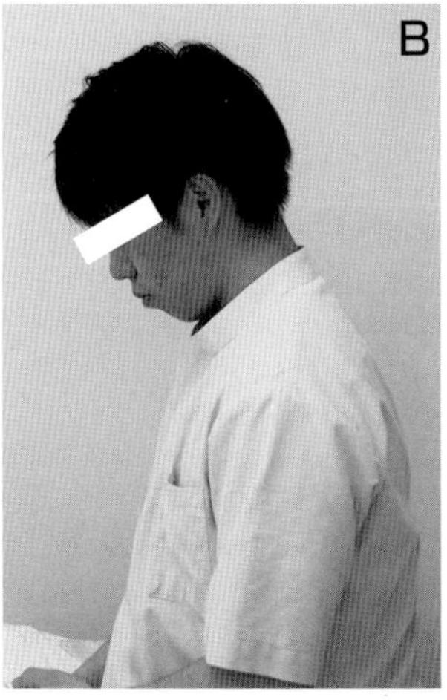

図 8-14　前屈伸張訓練
頚の後方の筋肉と靱帯を緩める目的で行う．図 8-9 の姿勢をとり，ゆっくりと呼吸する(A)．ついで頭を前下方におじぎしていき，顎が胸に接触するようにする(B)．5数える間その姿勢を保持し，もとの位置に戻す．3〜5回繰り返す．

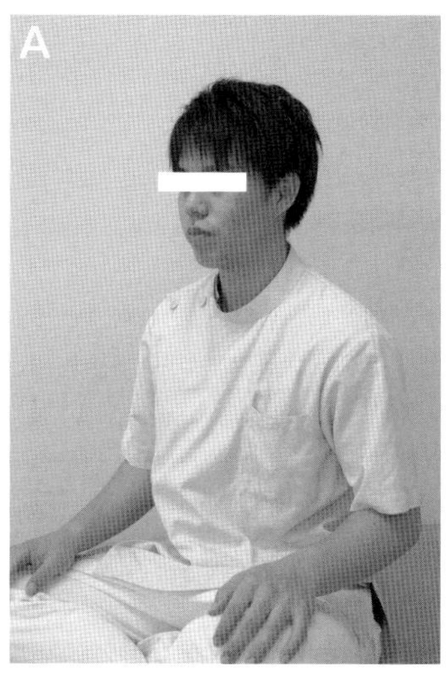

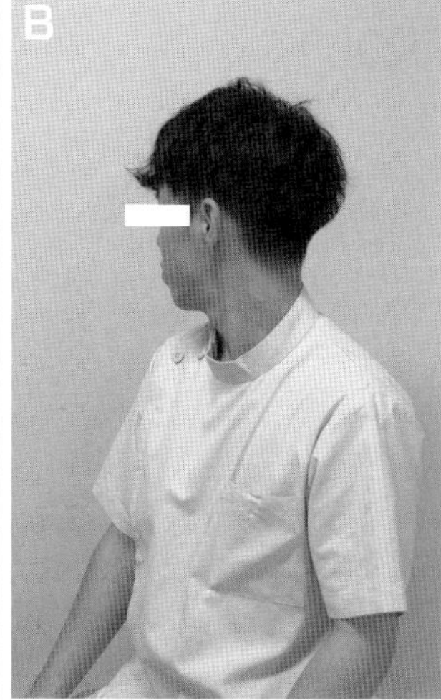

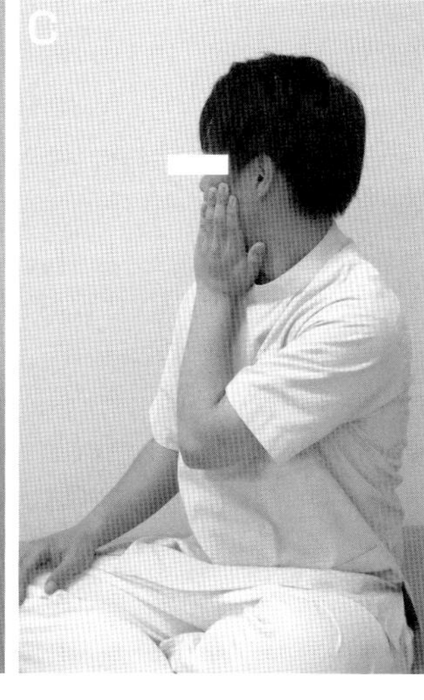

図 8-15　介助頚回旋

頚の可動性を改善する目的で行う．頭をゆっくりと可能な限り右に回旋し（B），ゆっくり深く息を吸い込む．息を吐きながら手を使って限度までさらに右回旋する（C）．次に頭を初めの位置に戻し（A），反対方向に行う．この運動を 3〜5 回繰り返す．

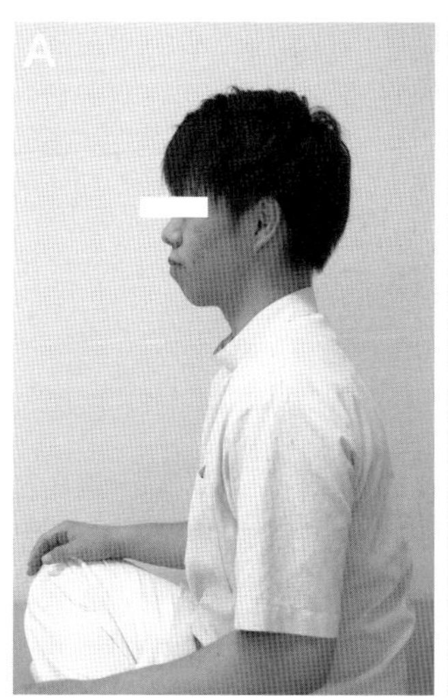

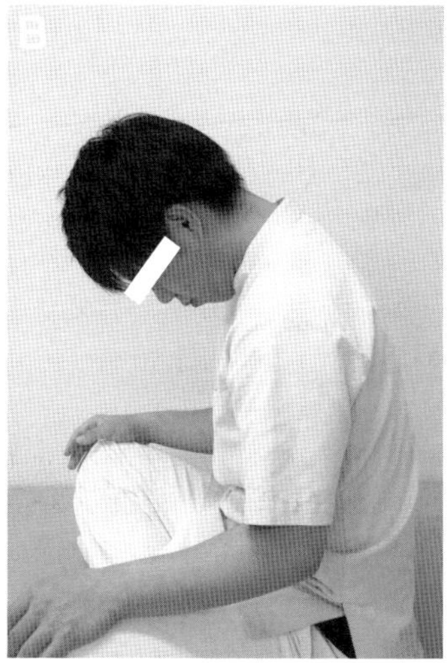

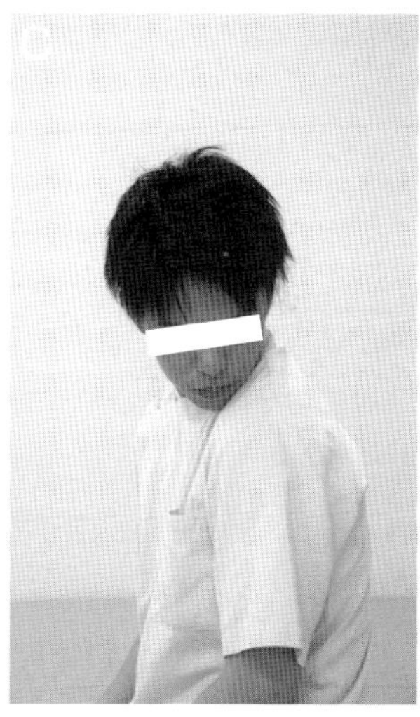

図 8-16　中程度の頚回旋[2)]

後方を向く運動の回復を目指す．顎を引き，胸を張る姿勢から始める（A）．ゆっくりと頭を下方に動かし，顎が前胸部に接するようして後頚部を伸張する（B）．ついで顎ができるだけ前胸部に近づいた位置を保ち，頭を左の方向に回転させ，肩越しに物を見るように伸張する（C）．10 数えその位置を保つ．ついで同じ動作を反対側でも行う．

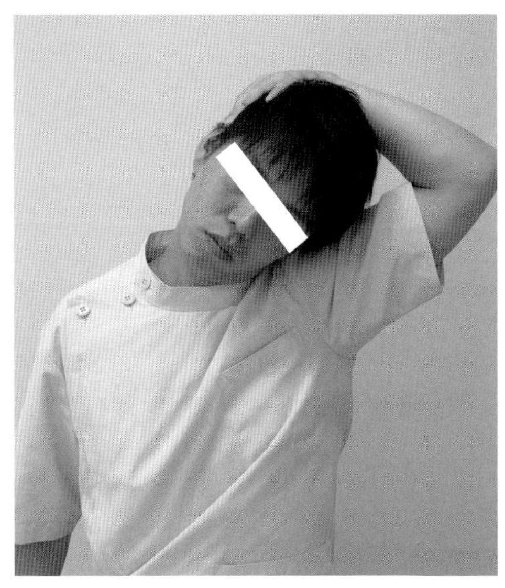

図 8-17　介助頚部側屈
頚の側方への動きを改善する目的である．図 8-9 の姿勢から始め，ゆっくりと呼吸する．息を吐きながら左耳を左肩のほうに傾ける．ついで左手を右側頭部に添えて，さらに側屈を介助する．この位置で 10 数える．ついで，反対側の伸張訓練を行う[2]．

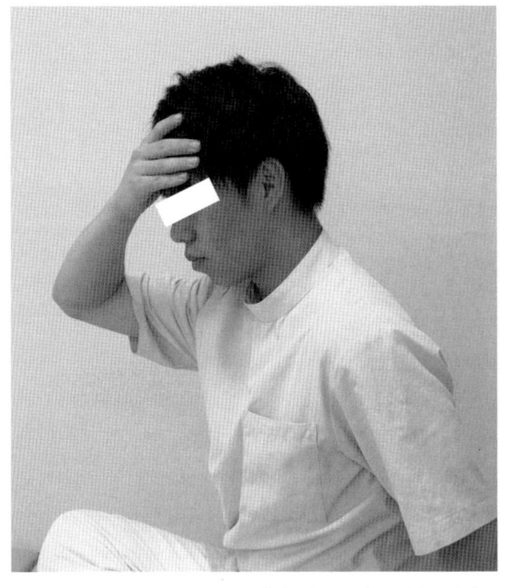

図 8-18　頚屈筋の強化（徒手での等尺性運動）
手を前額部にあて，頚屈筋の収縮に抵抗するように力を加える．同様に手を適当な位置に置いて頚の伸筋，側屈筋，回旋筋に対して行う．各方向の訓練に 10 数え，1 日 1，2 回行う．

安　静[2]

側臥位で寝る場合は肩幅に合わせた枕（頚椎の側屈を避ける）を用い，また仰臥位では頚が強い屈曲位にならず，頚部伸展位とならない程度の枕を用いる。AS の患者は頚椎（図 8-3）の後弯が生じやすく，chin on chest 変形（首下がり症）をきたすこともあるため，枕を薄くする[211]。頚の位置によって適当な枕を選ぶ。一般的には仰臥位では頭の後ろを少し支えるもの，側臥位では頚の側屈を最小にする厚さのものを選ぶ。座位や車を運転しているときには適当な厚みの背もたれが必要である（**図 8-19**）。また，本を読んだり，テレビを見たり，コンピューターを操作するときには適度な採光と，近くを見るときに頚部が伸展しないように正しく合わされた遠近両用の眼鏡が必要である。15～20° の傾きのある机や机上の傾斜板，頭および眼と対象（ディスプレイ，本，書籍）との位置関係に注意する。顎を引いた姿勢が重要（図 8-9）である。装具装着中などでは長いフレキシブルストローなどが便利である。家や仕事場では物を取りやすくし，できれば目の高さに配置するように指導する。受話器を手で取る電話機を避け，スマートフォンなど電話機を置いていても通話可能なものを使用する。頚椎装具装着時や頚椎の拘縮している患者が車を運転するとき，広角のバックミラーが有用である。頚の緊張を避けるためリーチャー，踏み段，衣服および装具の着脱に関する指導がいる。

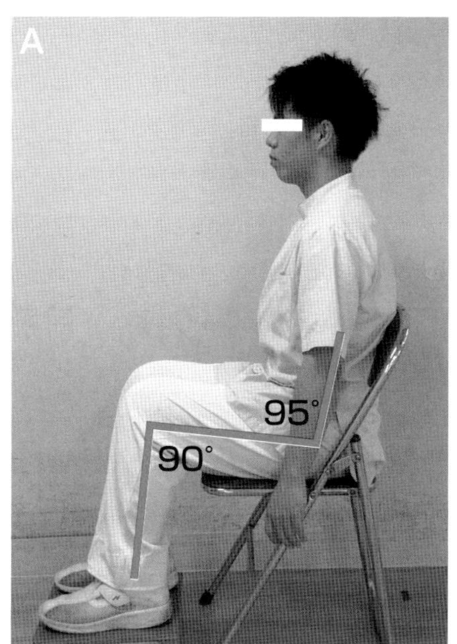

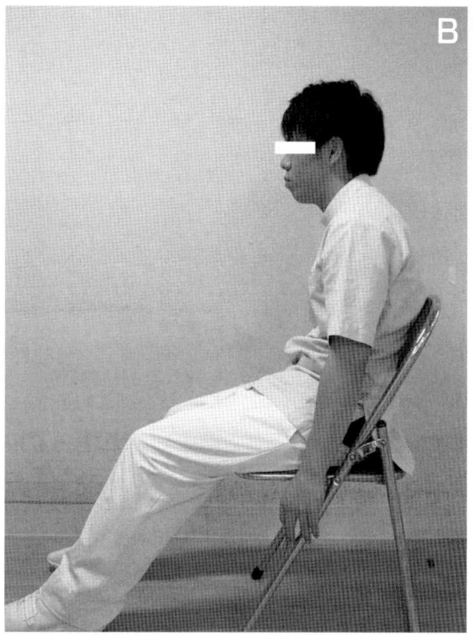

図 8-19　姿勢，座位[2)]

A：座位での正しい姿勢では，矢状面で外側の肩と大転子が通る垂直線上に外耳孔がある．立位ではこの線が膝の前外側を通り，足関節の直前（足底を床につけた状態）を通る．椅子に座ったとき脊柱は背もたれに支えらること．殿部が，後方へ張り出す余裕がいる．股関節屈曲 95 度，膝関節屈曲 90 度，足関節中間位で足底を床につける．椅子の前面を柔らかくし，膝窩部と 10cm 程度の空間を空け，同部の神経血管束への圧迫を避ける．椅子の脚と脚の間に空間があると踵部を椅子の下に入れることができて立位動作が容易になる．B：悪い姿勢．頚椎に過伸展，腰仙椎部は過屈曲ストレスが加わる．

装具療法[212)]

種々の程度の固定法がある。軽い固定には頭をやや屈曲伸展を制限するようにデザインされたソフトカラーがある[85) p1324]（**図 8-20C**）。これはすべての頚椎疾患に対し痛みを和らげる手段として用いられる。さらに強固な固定が必要なときは，たとえば頚椎神経根症を伴う椎間板障害の場合，後頭部と下顎部にしっかり適合したフィラデルフィアカラー（**図 8-20A**）で鎮痛され，神経学的欠損も軽快する[85) 143)]。前屈の制動効果が強い SOMI ブレース（後頭下―頚部固定具）（**図 8-20B**）が中下位頚椎の屈曲損傷に有用である[212)]。ハローベスト（図 8-7）は上位頚椎をほぼ完全に固定できるので重篤な不安定性や神経障害を持つ症例，頚椎固定術後に用いられる[85)]。多発性筋炎の患者では筋力低下のため頭部を支持する目的でソフトカラー（図 8-20C）やフィラデルフィアカラーが使用される。しかし重症な頚の筋力低下がある場合は，長期にわたって顎が圧迫されるので，皮膚の湿潤化，潰瘍形成を予防する必要がある。

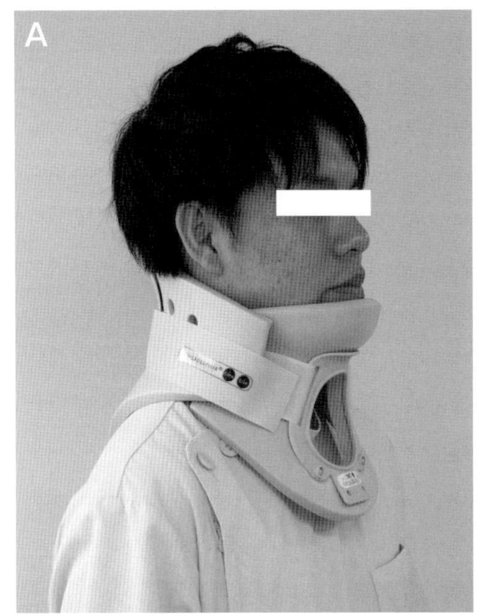

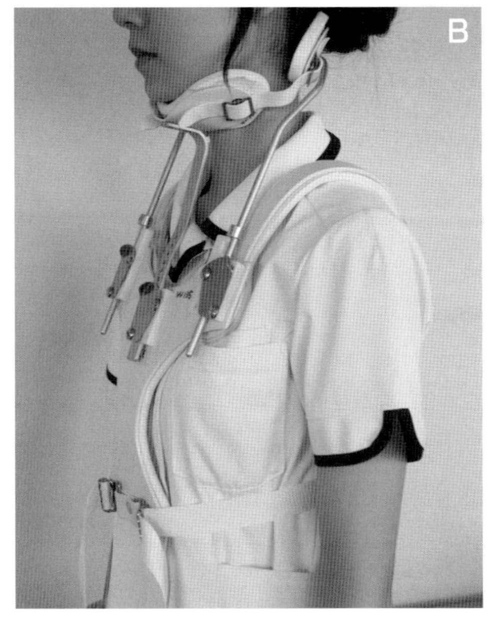

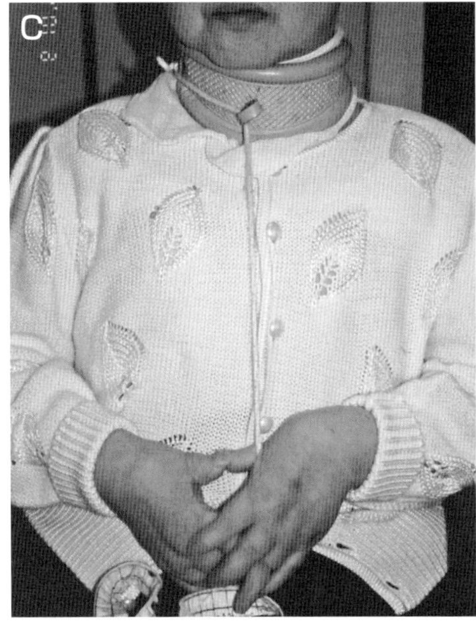

図 8-20　頚椎装具

A：フィラデルフィア頚椎装具
プラスチック製の市販されている装具で，簡単に装着できる．比較的快適で，全頚椎をしっかりと固定し，とくに下位頚椎の安定化に役立つ．頭をやや屈曲位にし，後頭部，下顎，背部，胸骨部がぴったり接するように装着しないと固定力が下がる．中程度から高度の頚椎障害があり，絶対的な固定を必要としない症例に適応となる．本装具の主な欠点は暑い天候では不快なことである．

B：SOMI（SubOccipital Mental〈Mandibular〉Immobilizer），ソーミー頚椎装具
プラスチックと金属でできたしっかりした装具で，注意深い装着と適合性が要求される．後頭下と下顎を支持する固いプレートは取り外し可能なバーにより胸部プレートへ固定される．胸部プレートは肩の上から革ひもと脇下に通した革ひもとで胸に固定される．この装具はとくに下位頚椎の固定に優れる．装着が難しく臥位での装着は困難である．軽度の根症状はあるが，頚椎の完全な固定を必要としない症例に有効である．

C：頚椎カラー
多くの頚椎障害では高度な亜脱臼や神経学的合併症がないので，固定力の不十分な軟性フェルト，フォームラバーパッドのカラー，プラスチックのカラーでよい．上肢の機能が低下している場合は，カラーを装着しやすいように，ひもをつけたりする．

3）その他

①病気全体，②頚椎罹患との関係，③頚椎症状の緩和方法，④衣服装具の装着について指導を要する[24]。とくに装具は自分で着脱できる必要があり，その方法を正しく指導する必要がある。医療ケースワーカー（MSW）と連携し，身体障害者手

帳の取得，介護保険の申請，難病申請（AS，悪性リウマチ，OPLL〈図8-4〉等）など行政の支援を得ることも重要である。必要であれば公認心理士によるカウンセリングの適応も考え，問題解決のため，家庭，仕事およびレクリエーションの分野にわたる援助がなされるべきである。

9. 胸　椎

硬膜外膿瘍，転移性脊椎腫瘍，大動脈瘤などの red flag[220] を除くと以下のことをゆっくりと考えることができる。

青少年期では，特発性側弯症（adolescent idiopathic scoliosis：AIS）が訴えの原因として最も多く，有病率は2～3％といわれている（**図9-1**）。そのうち，10％が治療を必要とし，0.1％が手術治療になるといわれている[99]。米国では1年間で60万例が病院を受診している[213)214]。一般にはCobb角が25°までは軽度，25°～45°は中等度，45°以上が重度の側弯症といわれる[99]。骨成長が成熟した患者の側弯が50°以上であれば成人期に側弯が進行するため手術治療を考慮する[214]。また，60°を超えると心肺機能の低下をきたし，100°を超えると心肺機能不全をきたすといわれている[214]。しかし，骨成熟時に側弯が40°～45°未満であれば経過観察でよい。青年期では背部痛を訴えることは少なく，成人期となり背部痛とADL障害を訴えることが多い。その原因は脊柱のバランス不良（矢状面および冠状面），椎間関節の変形性変化，筋疲労，脊柱管，神経根管部狭窄などである[214]。AISに対する保存治療は装具が中心である。装具装着時間と治療成績は相関しており，12.9時間以上装着している例は90～93％でカーブの増悪を阻止できたが，装着時間が6時間では41％であったと報告されている[213]。装具治療の心理的影響は少なく，小児のQOLスコアは非装着例と変わらないと報告されている[213]。装具治療と運動療法であるSchroth法な

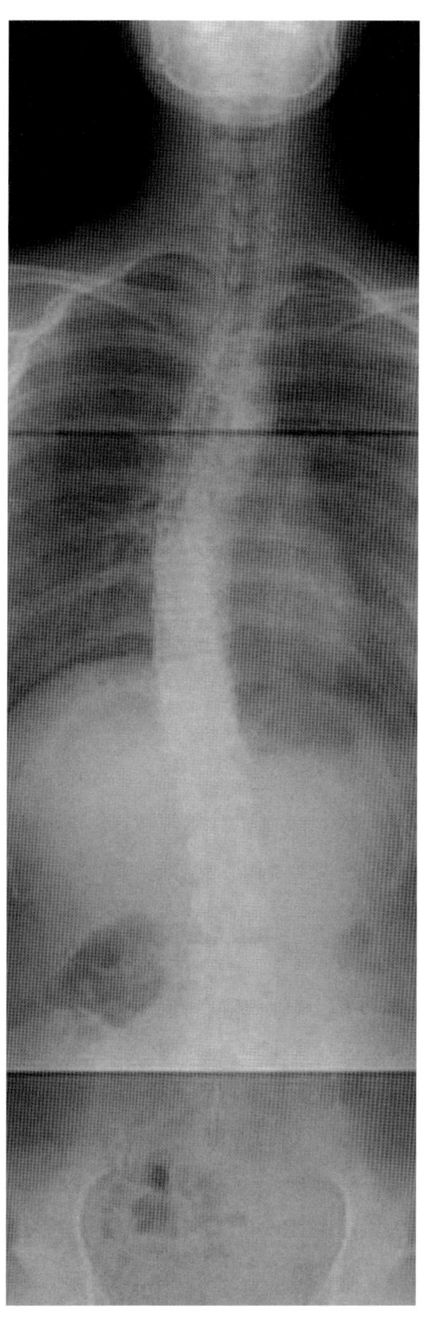

図9-1　XP 脊椎長尺立位正面．22歳女性
特発性側弯症，立位長尺像が役立つ．

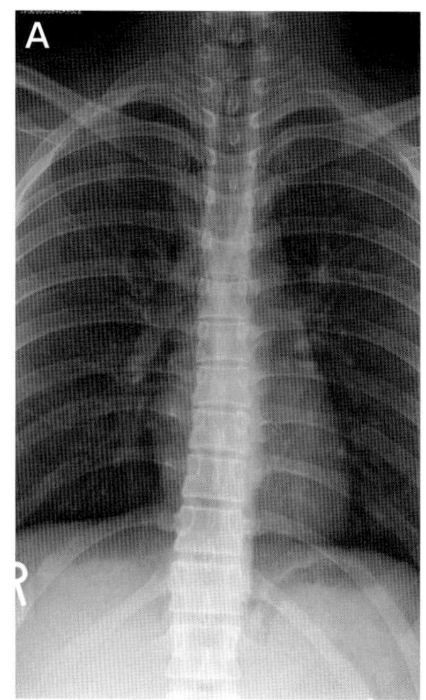

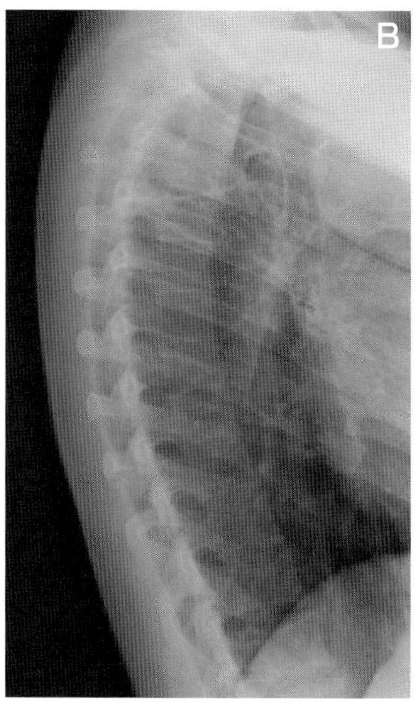

図 9-2　XP 胸椎 2 方向．ショイエルマン病，21 歳男性
胸椎後弯変形を認める．A：正面，B：側面

ど[99)215)]は，手術治療への移行が少ないと報告されている[211)214)]が，証拠は不十分であると結論されている[99)]。

第 2 がショイエルマン病で有病率 0.4〜10％といわれている[216)]（**図 9-2**）。治療は後弯が 55°〜80°に達すると手術治療が考慮される[217)]。装具装着が変形防止や自然経過を変えうるとの報告はないが，装具や運動療法が疼痛軽減に効果があると報告されている[216)]。

胸椎椎体圧迫骨折は閉経後の女性や長期ステロイド治療中の患者の骨粗鬆症に多い（**図 9-3**）。急性期の治療は鎮痛で，胸腰椎コルセット，局所の氷マッサージや，ときには TENS 単独で，あるいは鎮痛剤を併用して除痛をはかる。骨粗鬆症の長期の管理は内科的になされ（食事，カルシウムの補給，活性型ビタミン D，ビス剤〈アレンドロネート，リセドロネートなど〉，PTH 製剤，抗 RANKL 抗体〈デノスマブ〉，抗スクレロスチン抗体〈ロモソズマブ〉など）[237)]，運動で骨へのカルシウムの沈着を促すようにする。疼痛にあわせて早期に歩行を再開し，背部や頚椎の運動を徐々に増やす。背部の伸展運動は偽関節を予防するため十分な骨折治癒がみられる（3〜6 カ月）まで遅らせる。背部の伸筋の強化運動は腰部にとってストレスになりうるので，腰痛に注意する[143)]。

AS や SpA（**図 9-4**）の保存的治療では，後弯を最小限にするための姿勢のコントロールとこわばりを取るための全身の伸張などの理学療法が，生物製剤使用下で有効であることが証明されている[83)84)]。しかし，変形が高度になると（chin on chest：首下がり症〈顎が胸部に達する状態〉)，矯正骨切り術が適応される[211)218)]。

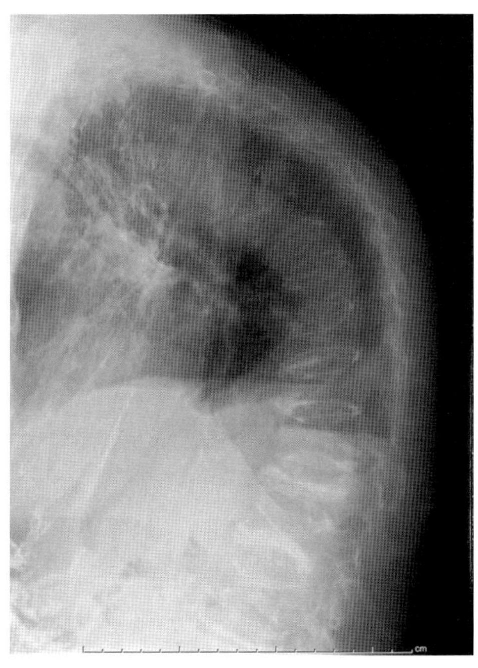

図 9-3　XP 胸椎側面．80 歳女性
多発性椎体圧迫骨折による円背を呈する．

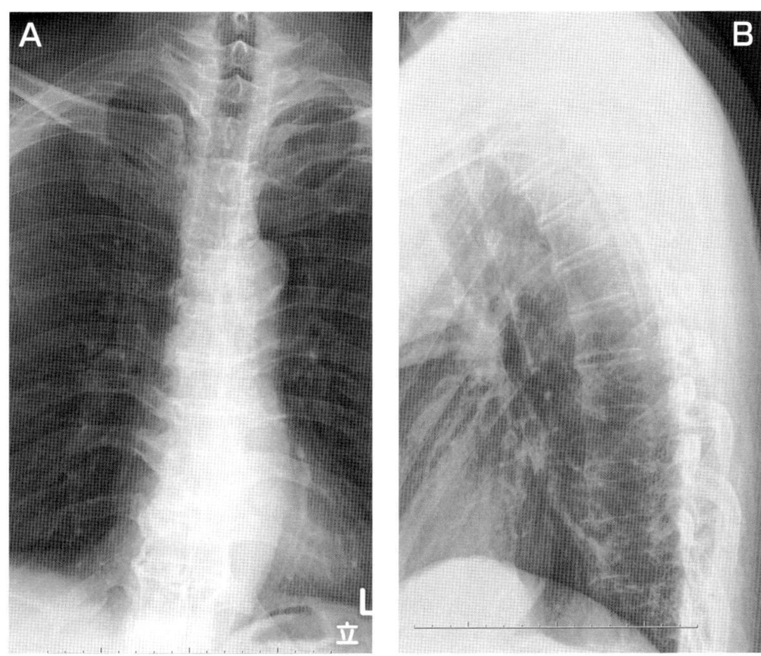

図 9-4　XP 胸椎 2 方向．64 歳男性 AS
胸椎の一部が強直し，脊椎靱帯骨化像を認める．A：正面，B：側面

びまん性特発性骨増殖症（disseminated idiopathic skeletal hyperostosis：DISH）では（**図 9-5**），①骨性強直のため体幹が硬くなる，② AS などの炎症性腰痛で特徴的な痛みや動作開始時のこわばりなどはない，③訓練しても脊柱の可動性は改善されないことを理解する。しかし，強直化していない椎間板や椎間関節が動きの中心となり，緊張や，痛みを生ずることがある。このため局所療法（たとえば氷マッサージ，温和なモビライゼーション，超音波，回旋運動による伸張，姿勢および日常生活動作の指導）や NSAIDs を必要とすることがある。

椎間板の狭小化や前方への骨棘の突起を伴う背部の椎間板性疾患は，一般の患者ではよく目にするが，症状のあるものは非常に少ない。椎間関節の関節症があれば椎間板障害があり，椎間板と椎間関節の両方の機能不全があれば，胸椎中央および傍脊椎領域，または特定の神経根領域（肋骨に沿う）に疼痛が生じる。これらの障害もまた，局所療法や NSAIDs でコントロールできる。腰背部痛を軽減するのに胸腰椎コルセットが有用である（**図 9-6B**）。

胸腰椎移行部（T9-L1）は下位頚椎や腰仙椎部と同様にストレスが大きい部位で変性変化をきたしやすい。痛みと筋痙攣は側腹部，骨盤外側および殿部に出現することがあり，その際，局所療法も必要となる[131)142)]。

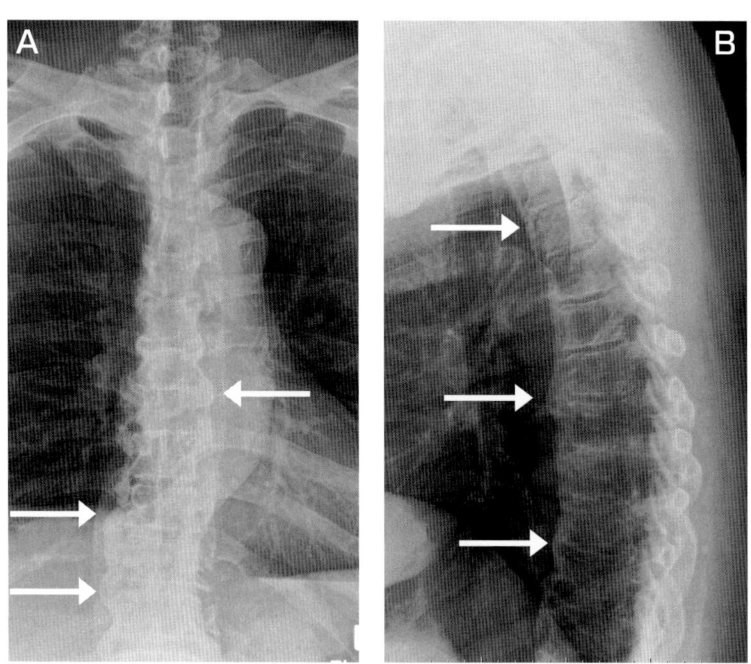

図 9-5　XP 胸椎 2 方向．DISH（ASH または Forestier 病）

72 歳男性，脊椎周囲の靱帯（矢印）を中心に骨増殖性変化をみる．A：正面，B：側面

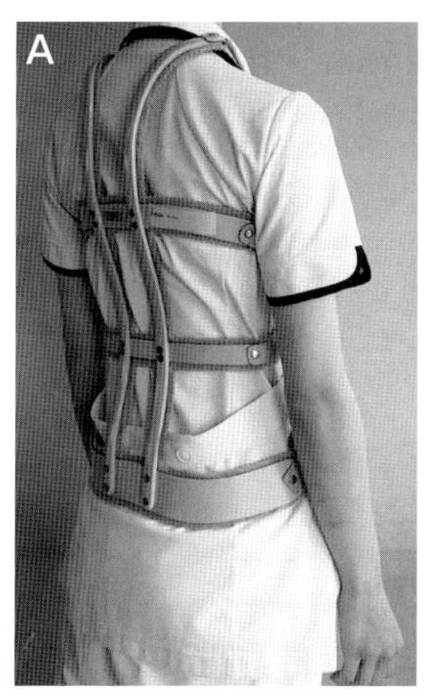

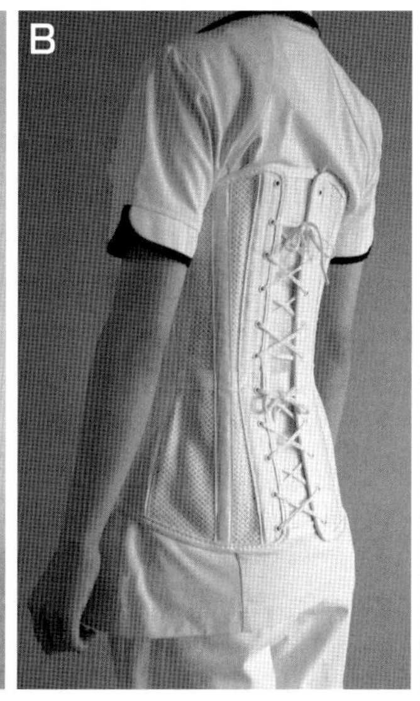

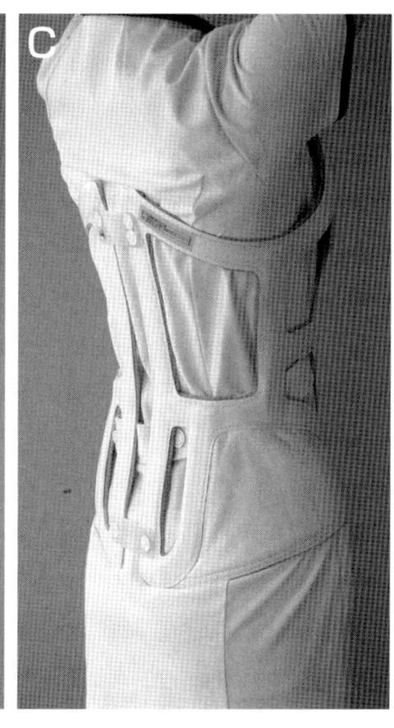

図 9-6 胸腰仙椎装具

A：テーラー型（ナイト・テーラー）胸腰仙椎装具．この装具は骨盤から肩甲骨中央部まであり，上方は支柱で保持されている．全身性の骨粗鬆症，胸椎の圧迫骨折や胸椎あるいは腰椎の有痛性の変形性脊椎症に有用である．本邦の高齢者の胸腰椎圧迫骨折には胸腰仙椎コルセット（いわゆる長めのダーメンコルセット）(B) やフレームコルセット (C) などが多用されている．

リハビリテーション医療

1）物理療法

椎間関節の痛みに対しては超音波，根性疼痛に対しては TENS，鍼様 TENS，アイスパックが有用である。徐々にモビライゼーションを増やしていくことで（セグメント別に前後方向に），椎間板や椎間関節からくる疼痛を一時的に数時間から数日，ときには消失させることができる[2)142)]。指圧[138)p240]もまた疼痛を和らげるのに役立つ。

2）運動療法

伸張訓練

不快感を軽減する運動練習として胸腰椎の回旋運動による伸張などがある（**図 9-7〜8**）。

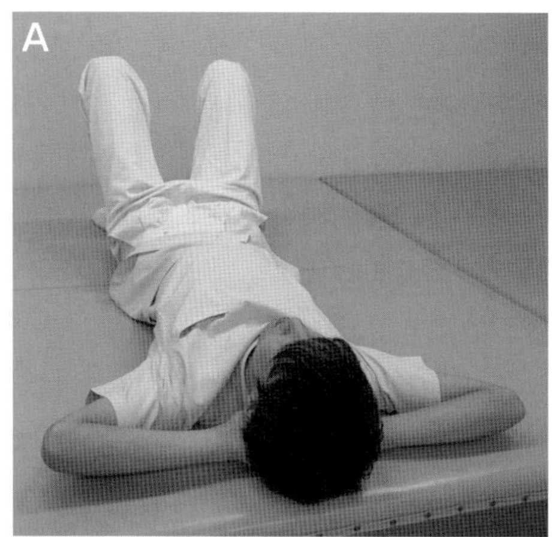

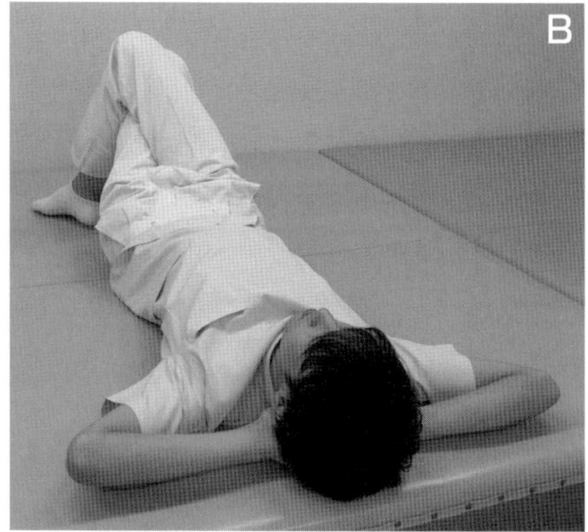

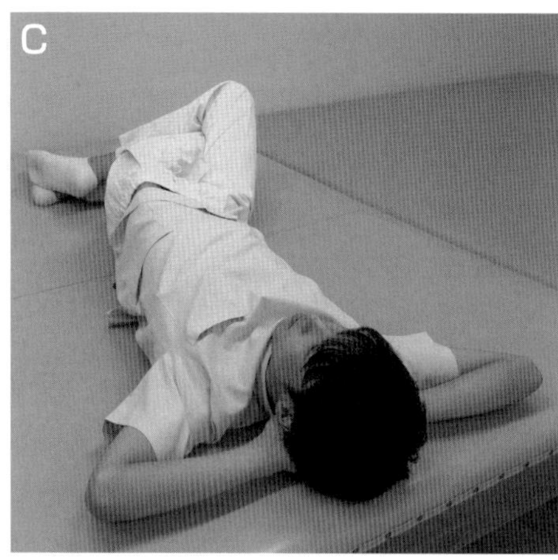

図 9-7　左側股―骨盤の内旋運動[2)]

患者は仰臥位で，膝を曲げ，足底を床につけた肢位をとる（A）．右脚を左膝の外側に置く（B）．ついで右脚で左膝を押して，内旋した股関節の側の左膝を床につけるようにする（C）．患者の上背部と肩は最初の位置のまま固定し，股関節と腰仙椎領域の回旋伸張を行う．反対方向にも行う．

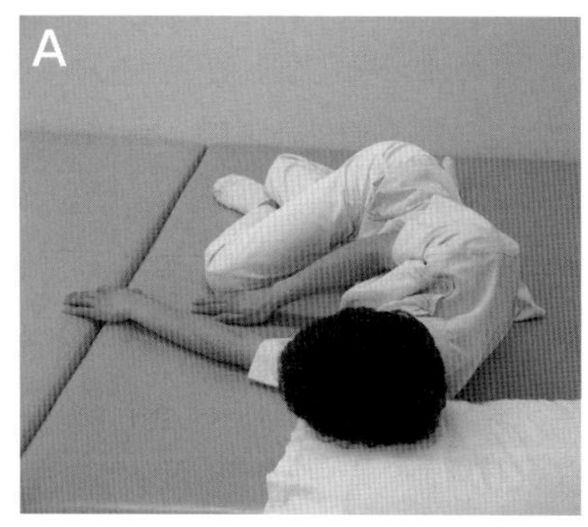

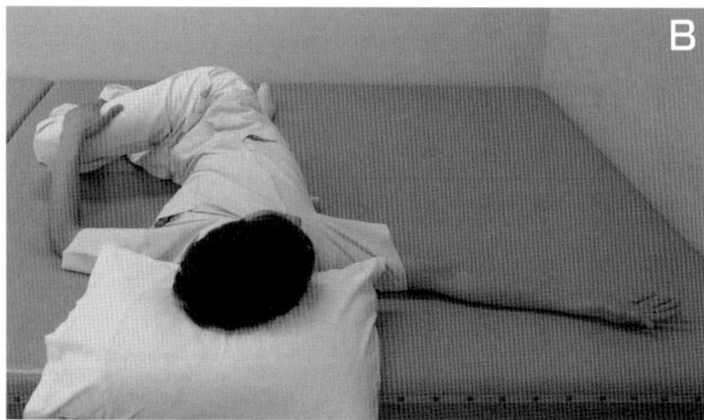

図 9-8　胸腰椎の伸張訓練[2)]

目的は胸腰椎の回旋可動性を増すこと．患者は仰臥位をとり，床に対して腰椎が水平になるように骨盤を軽く後傾する（図 9-7A）．右脚は左脚の上に交差し，左膝の外側に位置する（図 9-7B）．患者は膝と肩をともに動かし，左側臥位になるまで回転する（A）．ついで左手を右膝の上に置いて肢位を保ち，ゆっくりと右肩を後方へ回転し，頭を右に向け右手はできるだけ右のほうに伸ばすようにして 10 数える（B）．反対に回転して左側臥位になる（A）．ついで最初の肢位に戻る（図 9-7A）．反対側に同様の運動を行う．

筋力強化

上背部の強化運動を**表 9-1**に示す。このような運動の進め方はAS，ショイエルマン病，および骨粗鬆症の患者に推奨される。骨粗鬆症の患者では徐々に運動を強くし，痛みが増強しないようする。疼痛が出現すると，患者は運動をしなくなる。

表 9-1　背筋の漸増強化訓練[143)]

①腹臥位となり，枕で頭部を支える
②腰椎の後弯を保つように腹部に座布団を敷く
③片腕の挙上運動（図 9-9）
④片脚の挙上運動（図 9-10）
⑤対側の腕と足を交互に挙上
⑥上体の挙上（図 9-11）
⑦両腕両足の挙上（図 9-12）
⑧250～750g のおもりを手首や足首につけて挙上
⑨四つ這い位（手と膝で）片脚の挙上（図 9-13）
⑩四つ這い位で片腕の挙上（図 9-14）

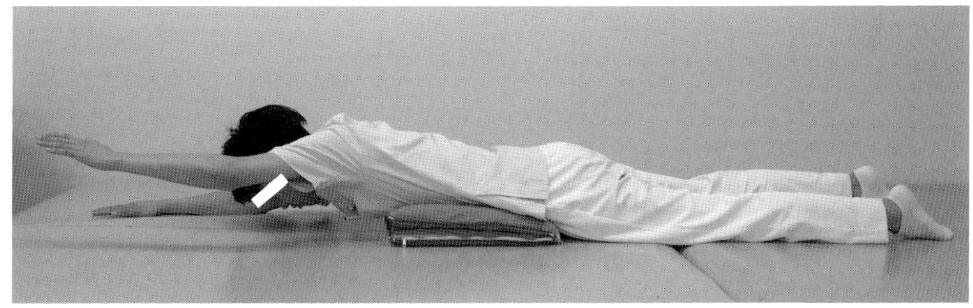

図 9-9　腹臥位での一側上肢の挙上

上位胸椎と肩甲骨後部の筋力強化訓練が目的である．患者は腹部に座布団を置き，前額部に小さな枕を置く．骨盤を後傾させ，両腕を頭の前方，床の上に伸ばす．骨盤の後傾を保ち，腰部の前弯を除き，水平化させる．前額部はそのままにして左腕を 10cm 床より持ち上げ，20 数える．腕をゆっくりと下げ，ついで反対側の運動をする．

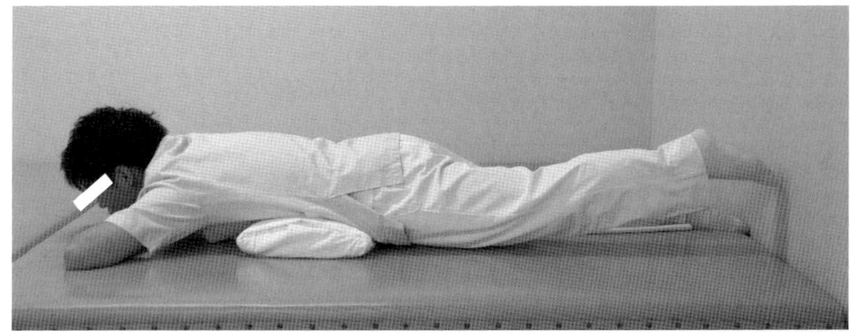

図 9-10　腹臥位での一側下肢の挙上

殿部，腰部およびハムストリングの筋力訓練と，股関節の伸展訓練が目的である．患者は腹臥位をとり，腹部に座布団を置き，前額部に小さな枕を置く．腕は肘を曲げ頭の近くに置く．腰椎の前弯を避けて，骨盤後傾を保ち，左下肢をゆっくりと 10cm 床より上げて 10 数える．反対側に同様の運動を行う．

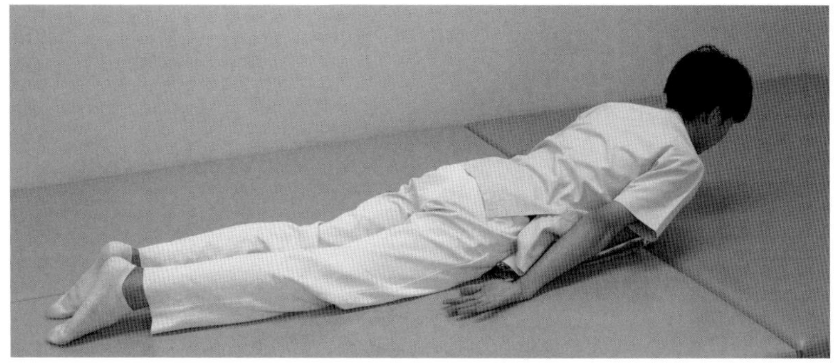

図 9-11　腹臥位での上体の挙上

上背部と肩甲領域の筋力強化が目的である．患者は腹臥位をとり腹部に座布団を置き，前額部には小さな枕を置く．腕は体側に置き，骨盤を後傾する．顎を引きながらゆっくりと体幹と腕を上げていき，床から 5cm 程度上がるようにする．この位置を 10 数える間保つ．3～5 回繰り返す．

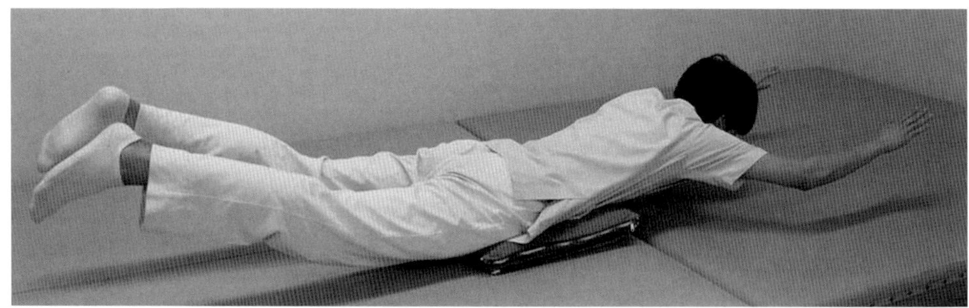

図 9-12　腹臥位での両上下肢の挙上

目的は頚椎と胸椎および腰椎の伸筋群と肩甲骨固定筋群を強化することである．患者は腹臥位をとり，腹部に座布団，前額部の下にタオルを丸めたものをあてる．両腕と下肢を同時にゆっくりと床から 5cm 程度上げ，10 数えて下ろす．3～5 回繰り返す．20～30 歳であれば図のように 10～15cm 挙上してもよいが高齢者では脊椎の変性が進んでいるので 5cm 程度でよい．

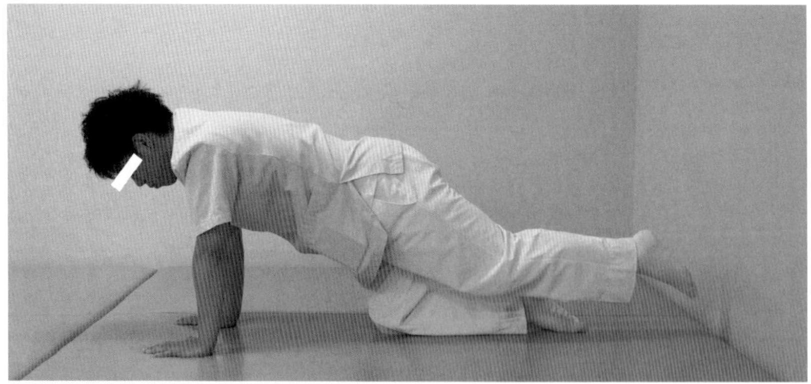

図 9-13　四つ這い位片脚挙上

目的は殿部，大腿後部および腰部の筋力強化である．患者は四つ這い位になり，顎を引いて床を見る．骨盤を後傾し腰椎の前弯を緩める．ついで腰部の伸展（前弯増強）を避けながら，左下肢を床から 10cm 程度上げる．この体位を保ち，10 数える．左下肢をゆっくり戻す．この運動を反対側にも行う．数回繰り返す．

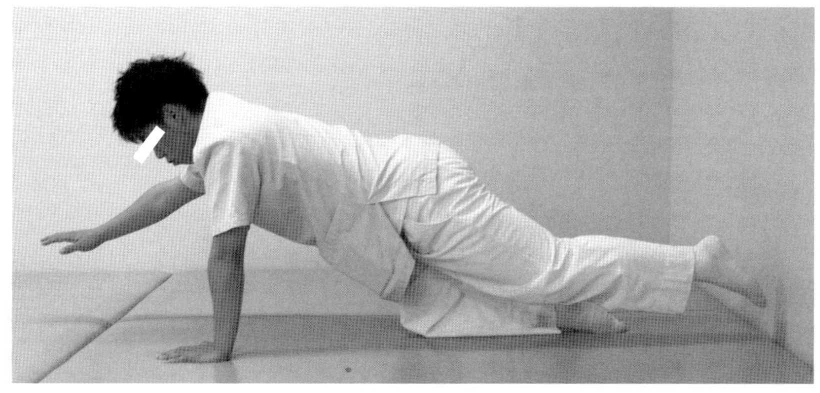

図 9-14　四つ這い位での一側上肢と反対側下肢の挙上[2)]
目的は脊椎の左右の筋を同時に強化し，到達動作やスポーツの際の協調運動とコントロールを改善することである．患者は図 9-13 と同一肢位をとる．左下肢を床から 10cm 程度上げ，ついで右上肢を 20cm 上げる．この肢位を 10 数える間維持し，ついでリラックスして最初の肢位に戻す．反対側にもこの運動を行う．数回繰り返す．

安　静

急性の脊椎骨折では体幹固定ができなければそれまでの間，鎮痛，骨折部の圧壊防止のために安静が原則である。しかし，装具あるいは体幹ギプスを骨折当日から装着（**図 9-15**）し，ADL 訓練を開始すると廃用症候群は軽減される。

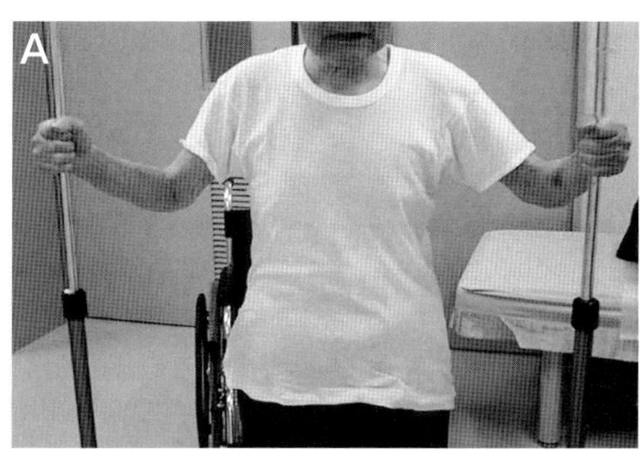

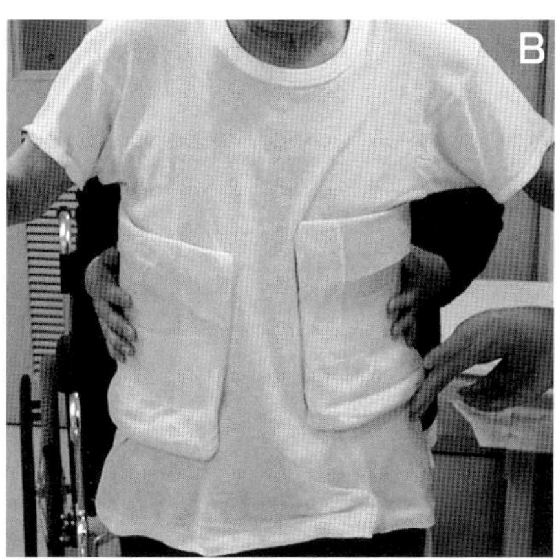

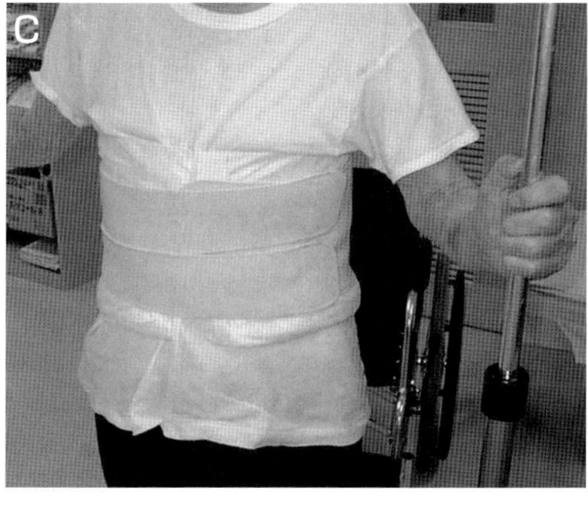

図 9-15　プラスチックギプスで作成した圧迫骨折用の簡易胸腰椎装具
圧迫骨折直後の初診時にほぼすべての患者で（歩行できていた場合），両手で支柱台を持てば立位保持が可能である（A）．ギプスは上位胸椎から恥骨結合近くまで 3 周程度巻く．前方正中で垂線方向に割をいれると取り外しが自由になる．下巻きを利用して形をつくり，身体に合わせる（B）．バストバンド® で固定する（C）．この簡易装具を装着して入院し，リハビリを開始することができる．安静臥床は不要である．

日常生活では胸椎部における障害に対して背部を保護し機能を高めるという方針は，腰部障害より効果が高い[143)]。

固　定

胸腰椎コルセット（図 9-6B）は固定力が少ないが鎮痛目的で使われる。とくに脆弱性骨折の患者によい。コルセットは装具よりフィットしやすい。装具はコルセットより涼感があるがより高価であり，嵩が高い。装具には一般に二つのタイプがある。テイラー型装具（図 9-6A）は本質的には堅い胸腰椎コルセットで腹部支持を持つ。ジュエット（**図 9-16**）もしくは CASH（chest-and symphysis-hyperextension）装具は胸骨部，恥骨板，背部の 3 点支持で体幹を安定させる。いずれにしても胸腰椎コルセットは装具と同様に有効で，装具より嵩高くないので，患者に受け入れられやすい。

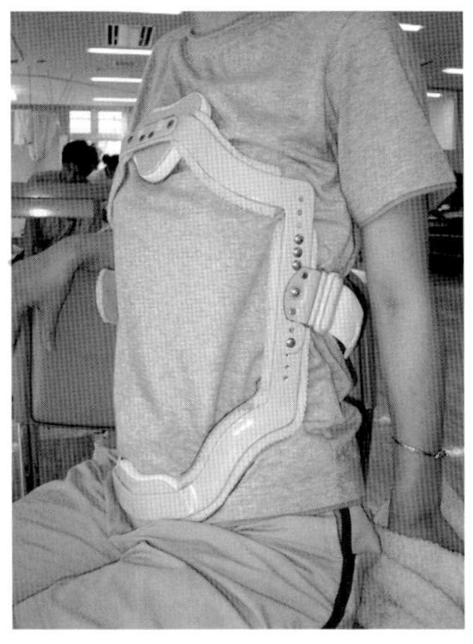

図 9-16　Jewett（ジュエット）型胸腰仙椎装具
胸骨と恥骨および背部の 3 点固定の装具である.

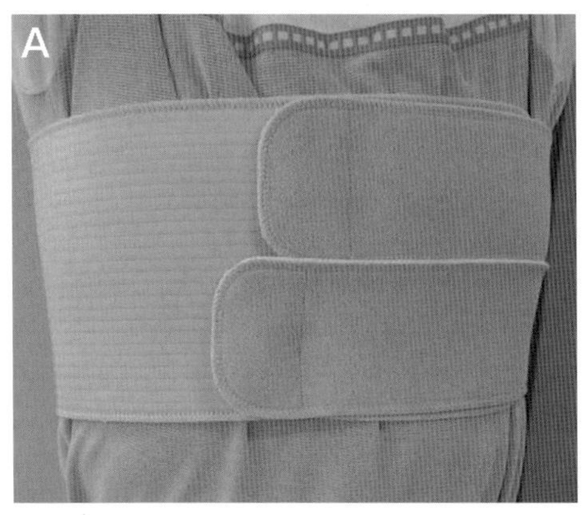

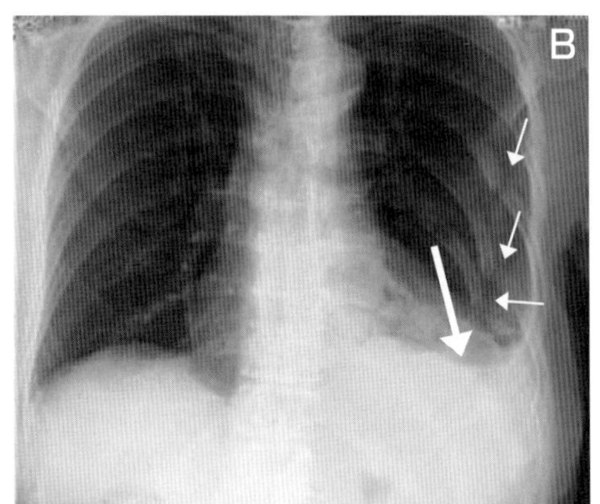

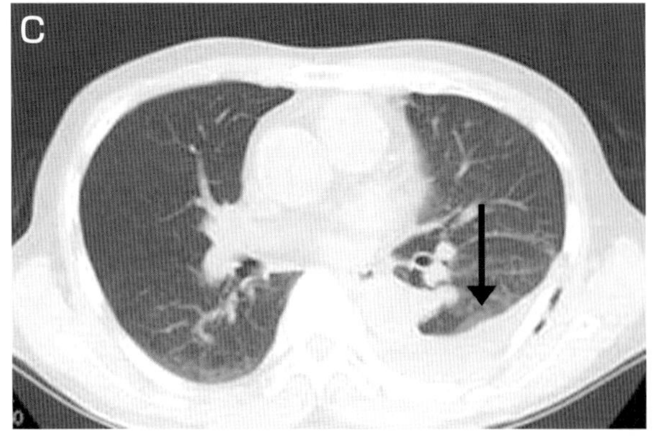

図 9-17　肋骨骨折
弾性の肋骨固定帯（バストバンド®，トラコバンド® など）で固定する（A）．まれに骨折断端（細矢印）により，血胸（太矢印）などを生じることがある（B）ので注意すること．C：CT 像矢印は血腫.

弾性の“肋骨ベルト”（バストバンド®，トラコバンド® など）は下位肋骨での肋骨痛や骨粗鬆症に伴う肋骨骨折に有用であるが，まれに血胸，気胸を合併することがあるので注意を要する（**図 9-17**）。

3）その他

慢性有痛性疾患に伴う心理的問題は適切な診察と治療を要する。近年ではセロトニン・ノルアドレナリン再取り込み阻害剤であるデュロキセチンが，腰痛に対する適応を持つ抗うつ剤になっている。プレガバリン，ミロガバリンベシル酸塩は神経障害性疼痛に適応を持つが入眠に役立つこともある[144)145)219)]。

10. 腰　椎

腰痛は上背部痛と同じく，感染，骨折，腫瘍，大動脈解離など，いわゆるred flag[220]を鑑別したあとには下記に述べる治療に進むことができる[85)pp575-615]。

Yoshimura等の本邦の地方での調査であるROAD研究によると，膝痛は年齢とともに有訴率は増加するが，腰痛は男女とも40歳を過ぎると30%以上の有訴率を示し，ほぼ一定に経過する。しかし，男性では変形性脊椎症（spondylosis）が40歳以降急激に増加し，50歳を過ぎると70%を超え，80歳では90%に達する。女性では，40歳以降徐々に有病率が増加し，70歳以降75%程度と一定になる[33]。そのため，リハビリテーション医療の対象は，主には変性疾患である変形性脊椎症（腰椎症）である。椎間板障害は比較的若年層が罹患する（**図10-1**）。腰椎症の治療は前章の胸椎と同様である。朝のこわばりを軽減し，また，筋肉の緊張を緩めるため，仰臥位で膝を抱えて脊椎を前後に揺り動かしたり（**図10-2, 3**），あるいは手と膝を体で支えて前後に揺り動かしたりする[143]（**図10-4**）。長期透析患者では透析性脊椎関節症に注意する（**図10-5**）。

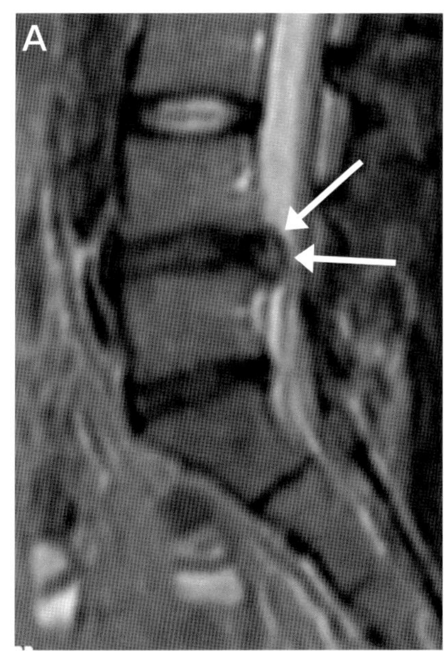

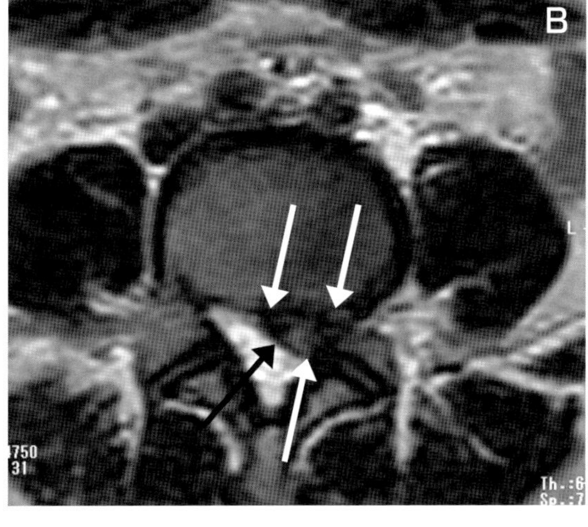

図10-1　45歳女性，腰椎椎間板ヘルニア
MRI，T2強調矢状断像（A）およびL4/5高位横断像（B）．ヘルニア（矢印）を認める．

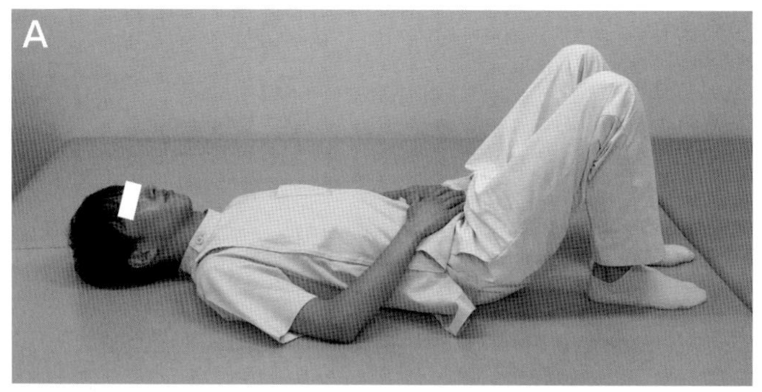

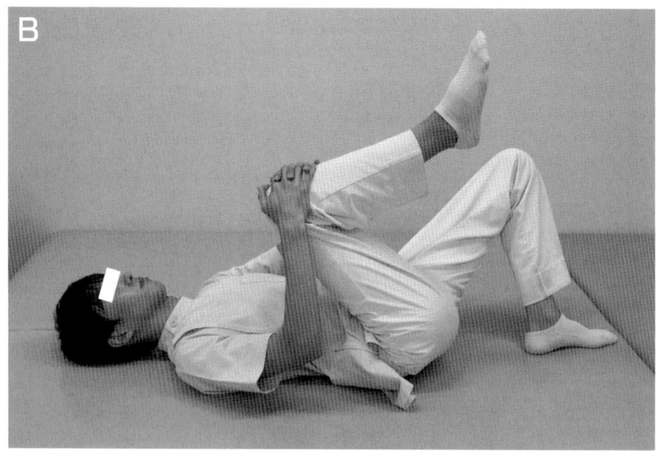

図 10-2　膝屈曲―交互膝―胸運動（膝伸筋と腰仙部筋膜の伸張）

患者は仰臥位で両膝を曲げる．膝関節を保持し，手で屈曲を介助しながら膝を交互に胸にもってくる．この運動は腰仙部筋膜の緩やかな伸張である．

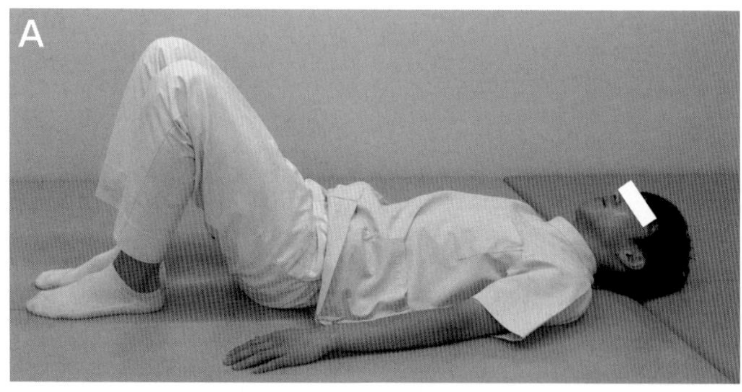

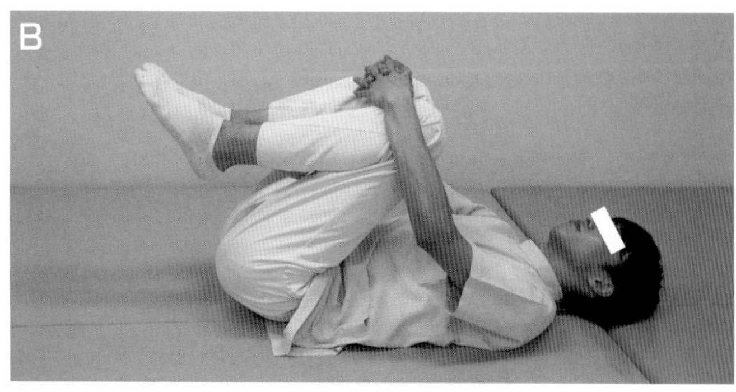

図 10-3　両側膝―胸運動（腰殿筋膜の伸張訓練）

この運動は通常図 10-2 の交互膝―胸運動のあとに行う．両側膝―胸運動では，交互法よりも腰仙部筋膜の強い伸張ができる．腰椎前弯が強くならないように，両下肢は膝を曲げたもとの位置に注意深く片足ずつ下ろす．もし膝が痛ければ，手は膝の後ろの大腿後面に置く．

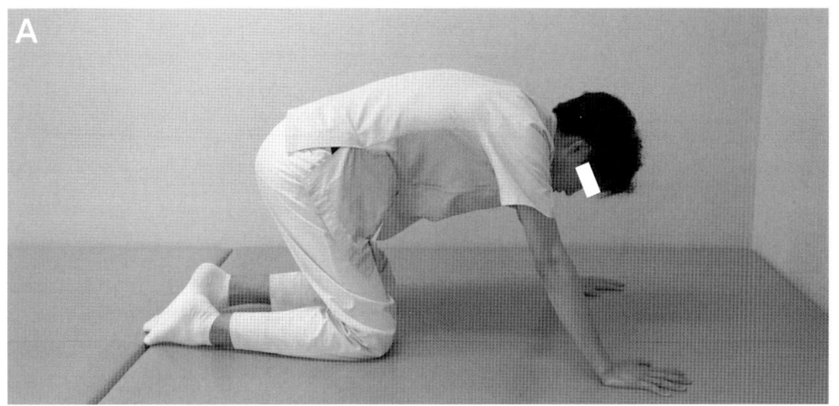

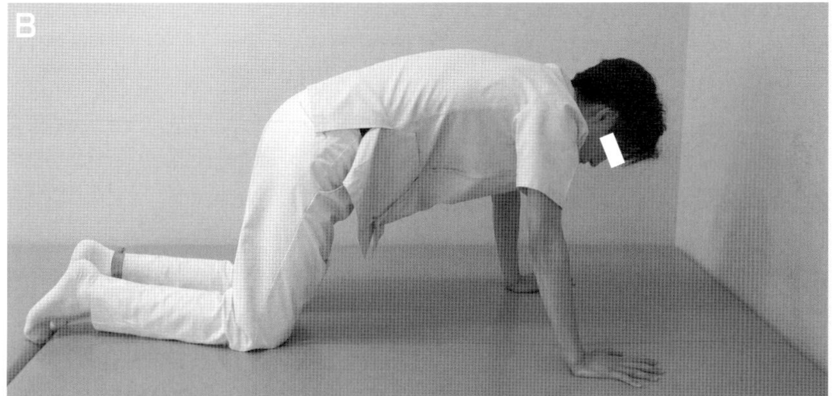

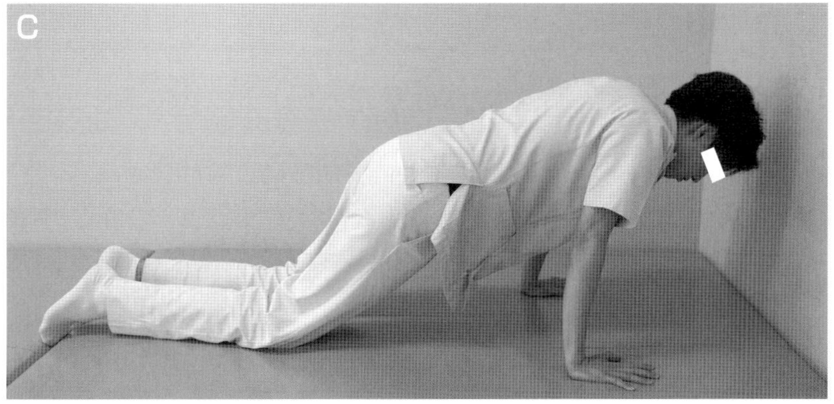

図 10-4　四つ這い―ゆすり運動（肩―脊椎―股関節屈伸の伸張）

患者は床かベッドに四つ這い位（B）になり，後ろへは殿部を下ろすように（A），前へは手の前方にくる（C）ように背部を揺する．変形性脊椎症や腰部脊柱管狭窄症など 40～50 歳を超えてくると，背部は後弯を保つ．若ければ（20～30 歳代）背部の前弯を強くしてもよい．前弯と後弯を交互にすると四肢体幹に朝のこわばりのある若い患者には良い柔軟運動である．

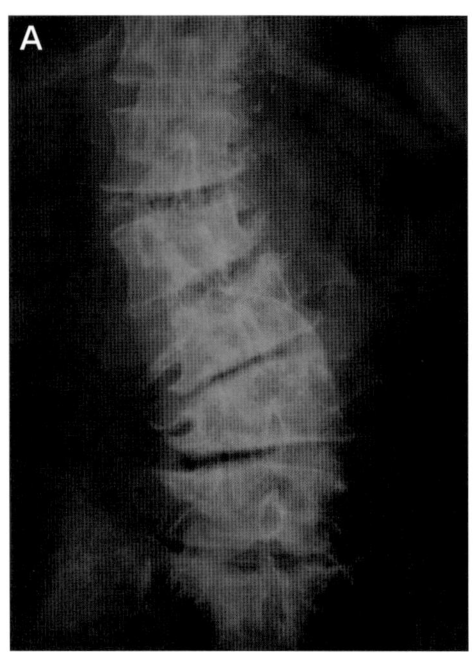

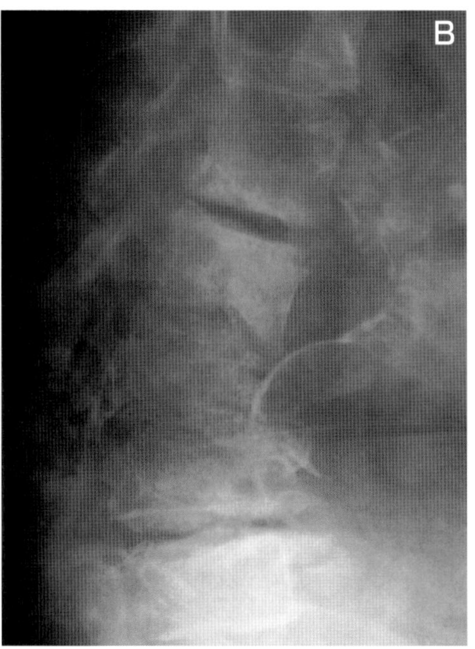

図 10-5　74 歳女性，透析性脊椎症
長期透析例では関節に限らず脊柱にも注意が必要である．A：腰椎正面，B：腰椎側面

腰痛の原因は椎間板や椎間関節が関与する腰部，腰仙部疾患である[221)]。MRI 所見から，椎間板の構造異常を認めても，神経根造影による再現痛と造影後の疼痛消失がなければ，手術適応ではない[221)]。体幹の前屈により腰椎背筋群が伸張され，持続的筋活動のためにコンパートメント内圧が上昇し，コンパートメント症候群を発症するという概念も報告されている[221)]。

保存治療として，近年はコンドリアーゼによる化学的髄核分解法（chemonucleolysis）の良好な成績が出てきている[222)]。

腰痛の治療は以前は安静[2)143)]が，安全で信頼のおける最初の治療法とされてきた。しかし，近年では，治療手段としては成立せず，活動性を保つこと（stay active）がよいとなっている[223)]。運動療法としてウイリアムズの方法が以前から推奨されてきたが，その効果の証拠が少なく，近年の総説では通常のリハビリテーションと差がないとされている[86)]。

リハビリテーション医療

1）物理療法

椎間板障害においては，ステロイドの局注（3～5mL の 1％リドカインに 2～5mg のトリアムシノロンを混ぜる）は圧痛のある付着部（後上腸骨棘もしくは後方の腸骨稜の領域）や局所的に圧痛のある椎間関節ブロック（X 線透視下の注射がよい）で除痛できる。触知できる筋硬結や圧痛（筋痙攣）への1％リドカイン3〜5mLの局注は，長時間痛みを軽減しうる[2)]。

局所の氷マッサージ，アイスパックは不十分な証拠しかないため効果があるとは言えない。ホットパックのような温熱は有効であると証明されているが，骨盤牽引の有効性は否定されている[86)]。また，鍼様TENS，超音波は有効とはされていない[86)]。マッサージは疼痛，機能に対する短期効果はあるものの，中長期的効果はないと報告されている[86)]。また鍼は否定されている[223)]。

2）運動療法

総説によるとMcKenzie法など以前から推奨されている方法の多くは短期的効果のみで，半年，1年と経過観察すると効果がないことが明らかとなっている[87)92)-96)]。しかし，近年，慢性腰痛に対して脊椎の深部の筋肉を強化するmotor control exercise（MCE）（図9-12, 14, 10-4および**図10-6**）が有効と報告された[224)]。ウイリアムズの屈曲運動はよく行われているが，強く推奨するガイドラインはなく，一部にはしないことを推奨するものもある[219)]。その他，ピラテス，太極拳，ヨガなども慢性腰痛に対する効果は限定的である[86)]。多職種によるアプローチが単なる運動療法よりも長期の鎮痛効果，機能，復職において勝ったと報告されている[86)]。

仰臥位で背中を平らにし，膝を曲げて行う無理のない骨盤後傾運動は，多くの急性腰痛症の患者にも可能である（図10-6）。腰を持ち上げて行うブリッジ運動（**図10-7**）は脊柱管を狭くし，神経症状が出やすい[221) pp130-131]ので避ける。軽い，交互の膝—胸伸張（図10-2）や，仰臥位で40秒間維持する等尺性腹筋強化訓練（**図10-8**）は，痛みが軽減すれば付け加える[143)]。段階的に訓練を勧めることが回復をスムーズにすると考えられる（**表10-1**）。

これらの運動が安全に，快適にできるようになれば，スポーツ用の体力づくりに移る。スポーツ時のウォーミングアップやクーリングダウンの一部に前述の運動を組み込む。腰痛のある患者は通常，水泳や散歩，サイクリング（股関節とクランクの間の距離を短くし，上体をまっすぐにしてゆっくり走るシティサイクルでの姿勢，すなわち骨盤の回旋を最小にするため，ペタルが下にきたとき，股関節と膝関節が完全伸展位にならない）は可能である[2)]。多くの患者は過度な脊椎の回旋や伸展をしなければ，ゴルフやテニスに復帰できる。スキーは最適の状態でコントロールしながら滑り，また，ロープトウを避けリフトやゴンドラを利用すれば，ノルディックも滑降も可能である[2)]。

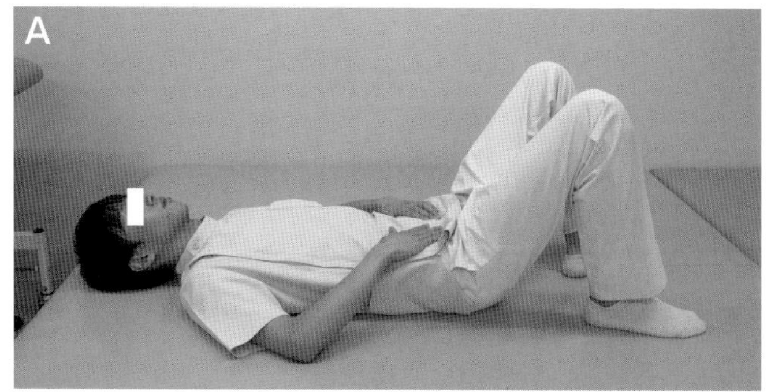

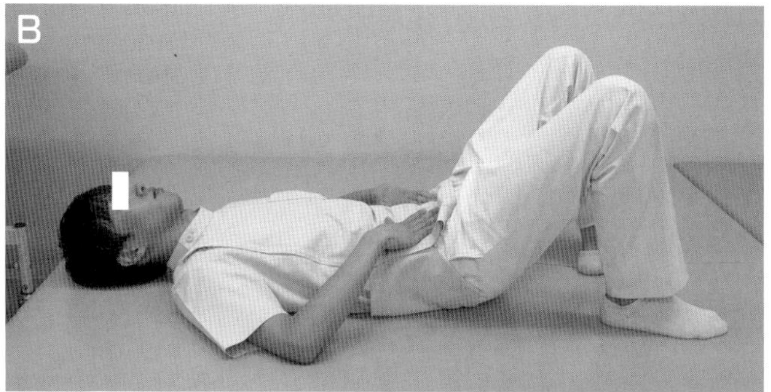

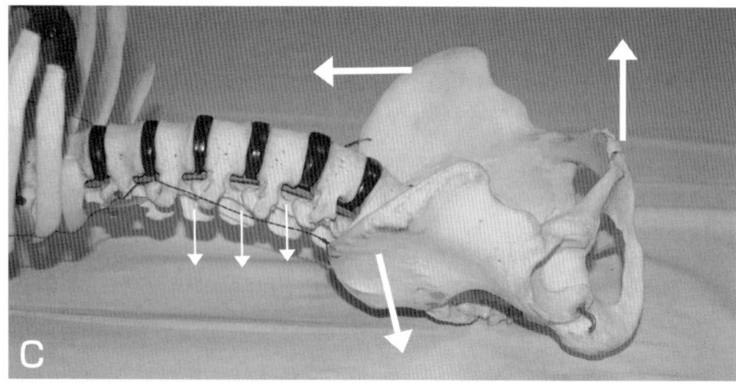

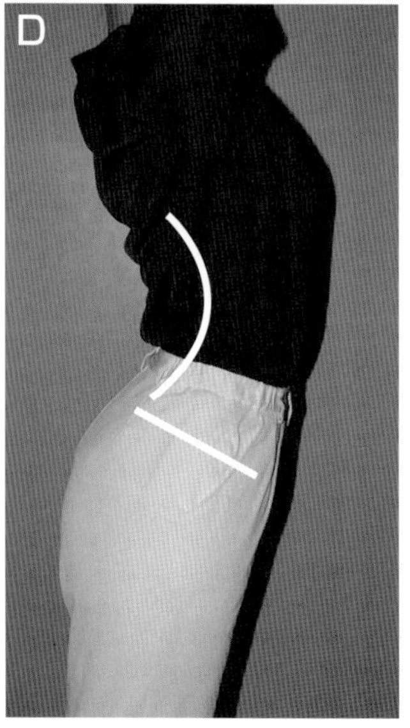

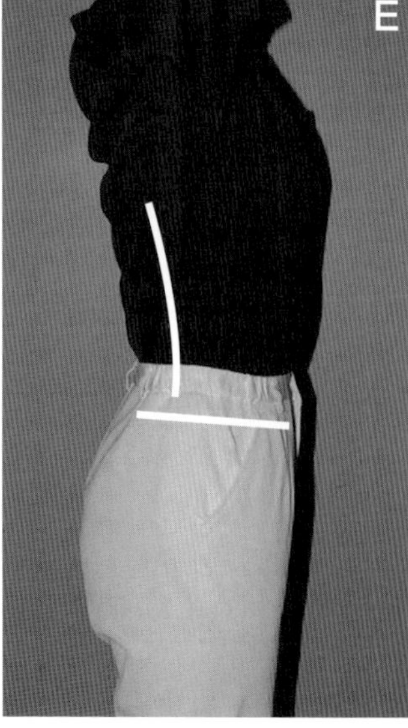

図 10-6　骨盤後傾運動（腰筋膜の伸張と等尺性殿筋強化訓練）

A：患者は床やマット上に仰臥位をとり，腰椎を水平化し，両膝は屈曲，両足は床につける．腰椎の前弯を除くため，下腹部の上に両手を置く．

B：腹筋の収縮により骨盤を後傾（C：太矢印）する．この動作の間，殿筋は固く緊張している．十分な骨盤の回旋あるいは骨盤後傾の終わりにしっかりとした等尺性の収縮を行うことにより腰仙部筋膜の伸張と殿筋の等尺性筋力強化訓練ができる．この運動で脊柱管と椎間関節の開大を目指す．背部を再調整するプログラムのなかでも初期の訓練に役立つ[2]．

C：骨モデル．骨盤後傾による腰椎の水平化を示す．

D：骨盤前傾（白直線）を強くすると腰椎前弯（白曲線）が増強される．

E：骨盤前傾をゆるめ後傾する（白直線）と腰椎前弯（白曲線）は軽減する．

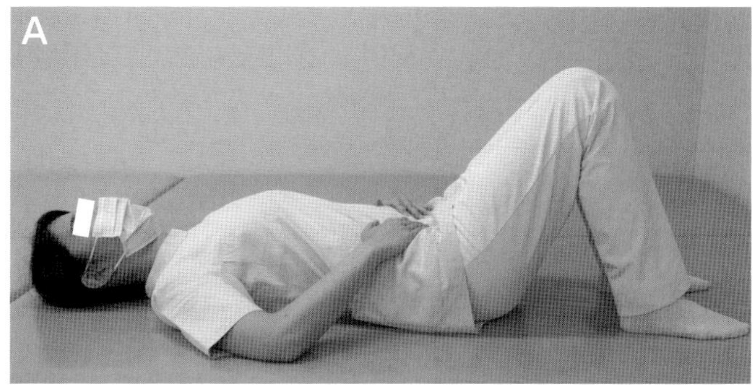

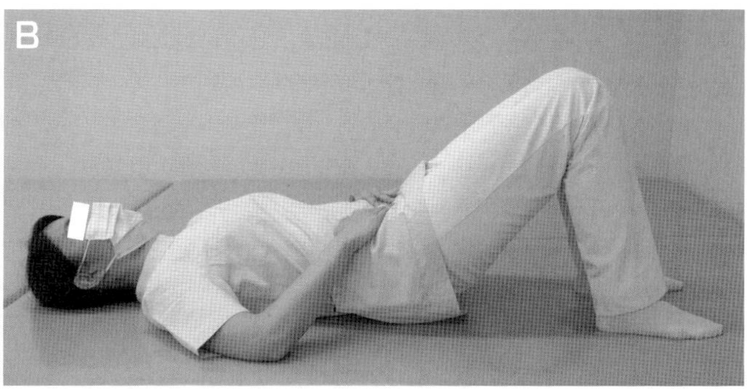

図 10-7　腰を持ち上げて行うブリッジ運動

目的は腰椎中央および下位の体幹筋の強化訓練．膝を曲げ仰臥位をとり，強い骨盤後傾を行う（A）．骨盤後傾を行いながら殿部を床から5cm持ち上げる（背部を反らせてはいけない）．その体位を保ち，大きな声で5数える（B）．骨盤後傾を続けながら背部を，もとの位置に戻し，力を抜く（A）．この運動によって，腰椎，骨盤，大腿からなるスロープ橋[2)]が形成される．

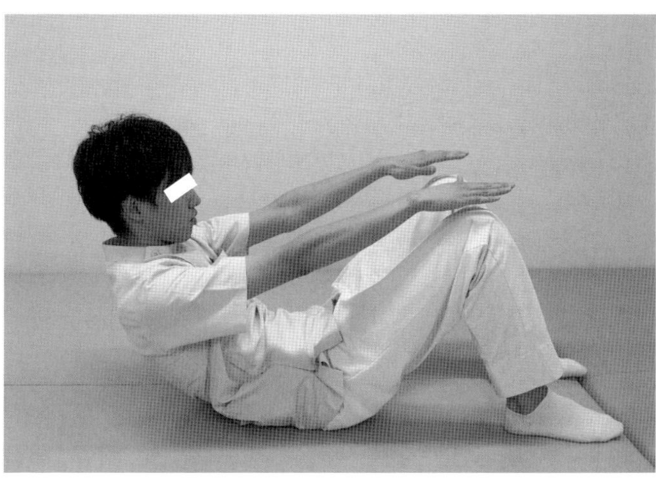

図 10-8　腹部の等尺性運動（腹筋の強化）

これは筋力強化の運動であるが，背部再調整プログラムの中心となる運動[2)]である．また，一般に骨盤後傾運動や膝—胸運動のあとに導入する．患者は仰臥位となり，膝を曲げ，足底を床につける．腰椎を平らにして胸椎上部と頭を持ち上げ，手が膝あるいは膝の向こうに届くようにする．最初はこの位置を10数える間保持する．最終的には50数えるまで増やす．この運動で腰痛が出現する場合は腰椎前弯を除く目的で足底を床につけずに行う．そして，ゆっくりと仰臥位に戻る．

表 10-1　腰部筋の段階的強化運動[2)]

①仰臥位で膝を曲げた穏やかな左右への骨盤の回旋（**図 10-9**）
②ハムストリング伸張（**図 10-10**）
③アキレス腱伸張（**図 10-11**）
④腰仙部伸張（図 9-8）
⑤大腿四頭筋と殿筋の調整（**図 10-12**）
⑥漸進的背筋強化（表 9-1）

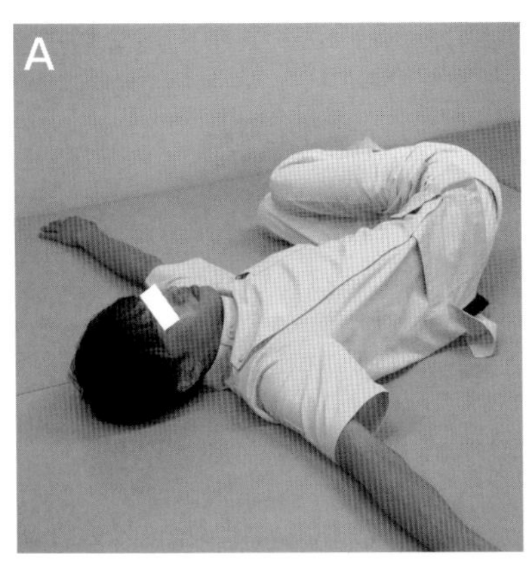

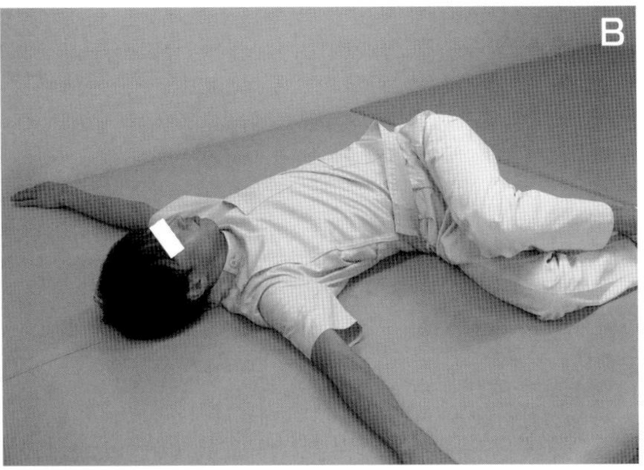

図 10-9　骨盤回旋の開始

腰仙部と殿部筋の回旋方向の伸張を目的とする．患者は仰臥位になり膝を曲げ床に足を置く．手は脇に置き両膝を合わせる．腰を軽いストレッチを得るまで右にゆっくりと回旋する（A）．この位置を 10 数える間保持する．力を抜き，最初の位置に戻り，反対側にこの運動を繰り返す（B）．この運動を 3～5 回繰り返す．

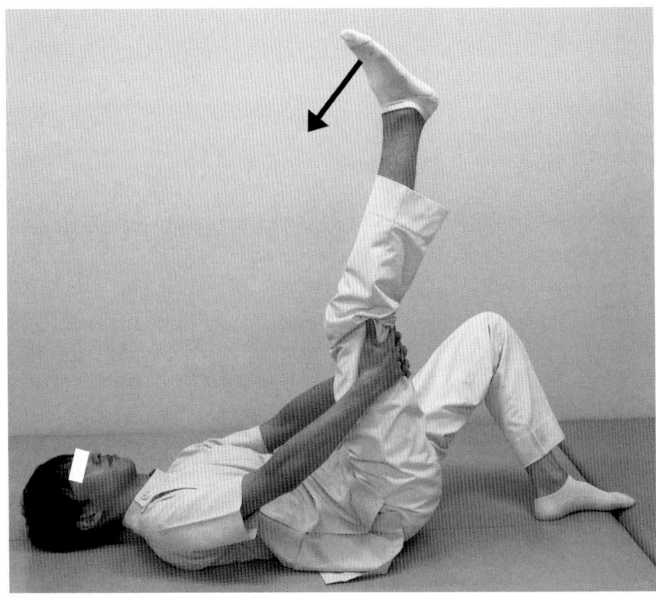

図 10-10　仰臥位でのハムストリングの伸張

目的はハムストリングを伸張することである．患者は仰臥位になり，膝を曲げ腰椎を水平化するために軽く骨盤を後傾する．肩と首の力を抜く．ついで大腿後面を両手で保持し，足関節の背屈し（矢印），膝の後面に伸張感が得られるまで下肢をゆっくりとまっすぐに伸ばす．この伸張訓練はゆっくりと 10 数える間続ける．ついで下肢の力を抜く．この運動を反対側で繰り返す．3～5 回運動を繰り返す．筋エネルギー法を利用してもよい．すなわち下肢を完全に伸ばした位置に保持し，5 数える間，手の抵抗に逆らって強く押す．ついで下肢をリラックスし体の力を抜く．ハムストリングの伸張効果が得られる．

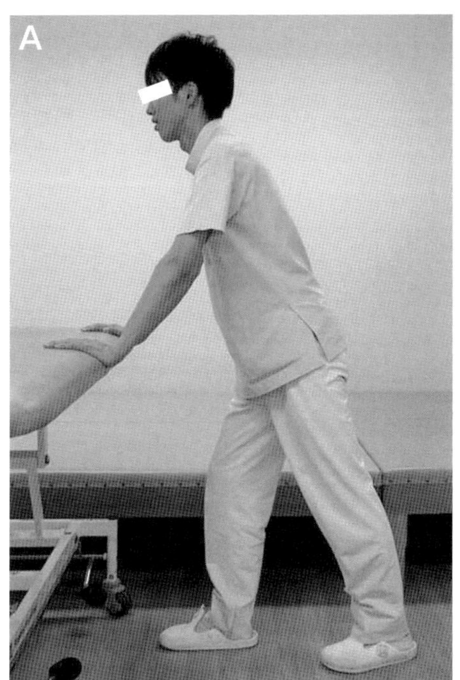

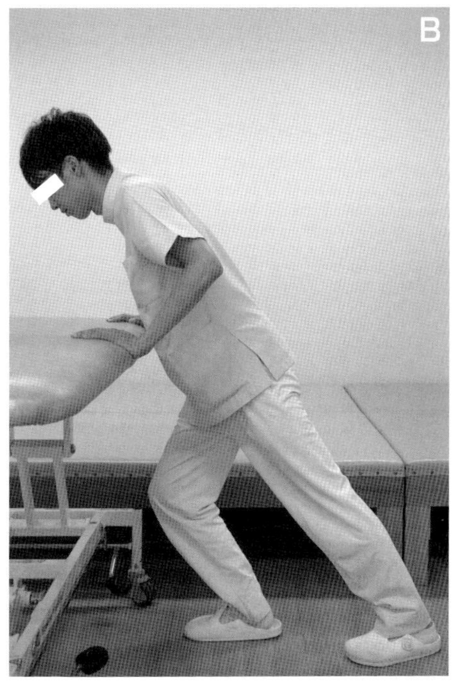

図 10-11　足関節底屈筋の伸張

足関節底屈筋の伸張を目的とする．患者はテーブルの前に立ち，患肢を後方に伸ばす（A）．ついで反対側の膝を屈曲し，その間，罹患側の足底全体が地面に接するように保つ（B）．テーブルに寄りかかることにより，足関節底屈筋が伸張される．

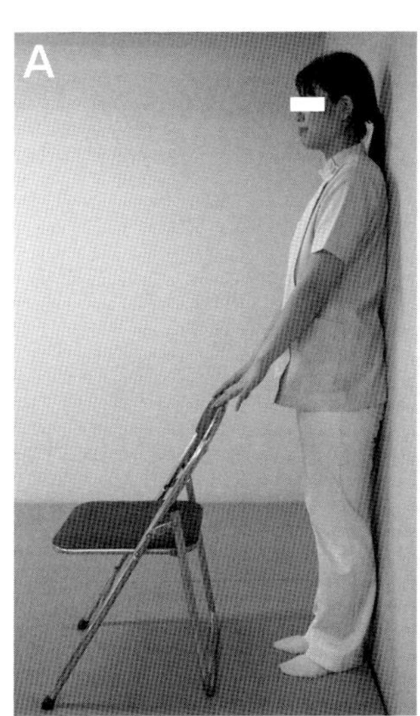

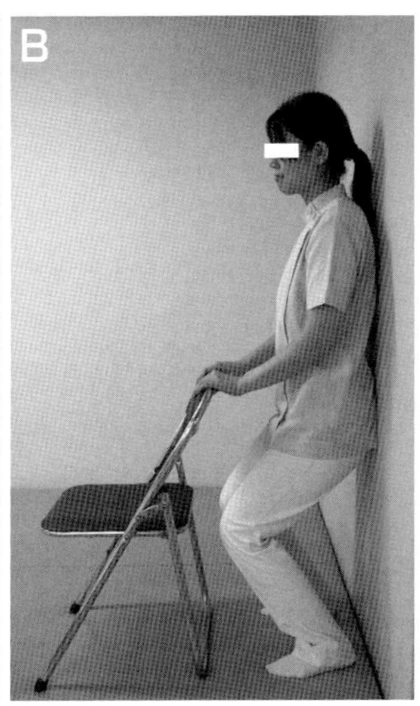

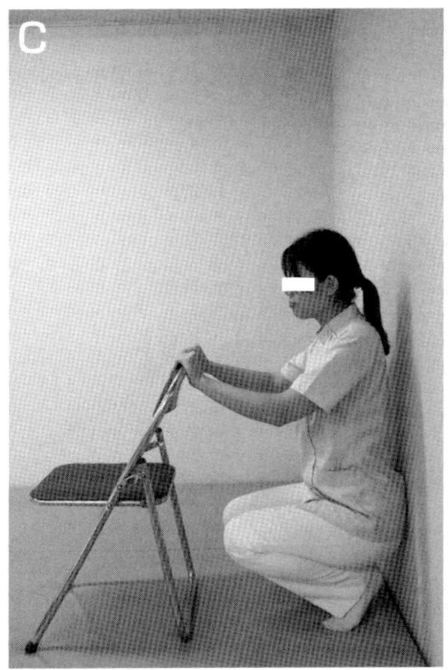

図 10-12　脊柱平坦位での膝曲げ運動

A→B：背部筋の再調整運動．椅子の背もたれを利用し，軽く膝屈曲し立ち上がる間，脊柱を平坦に保ちながら運動する．この運動は背中を壁につけて踵を壁から 7～10cm 離して立って開始するのがよい．この運動は，腰痛を惹起させないように床の物や落ちているものを拾い上げる動作の準備となる[2]．この運動は最初 3～5 回繰り返し，40～50 回を目標とする．

A→B→C：膝の深屈曲

これは A→B の運動より強い運動で，全身的な適合性を増進し，患者が床から物を拾う動作訓練になる．股，膝，足関節に問題があるとこの運動はできない．

3）安静は避ける

急性腰痛のケアの第一はできるだけもとの活動性に戻ることである[219)]。安静は避ける[223)]。一時的なNSAIDs，トラマドールなど弱オピオイドを処方してもよい。和式生活をやめて洋式にし，ベッドへの，またベッドからの移動方法の指導が大切である[143)]（**図10-13**）。ベッド上の骨盤牽引は有効でない[86)]。下肢伸展挙上テスト（SLRT）や大腿神経伸展テスト（FNST）は根症状が出る角度で神経根刺激の程度がわかる。この角度は活動性を漸増する際の指標となる。

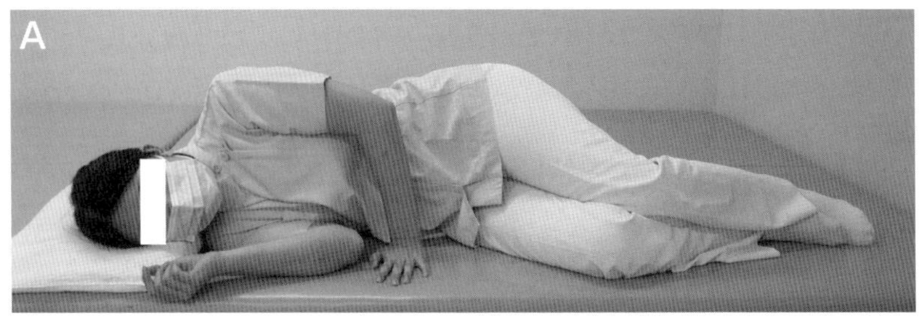

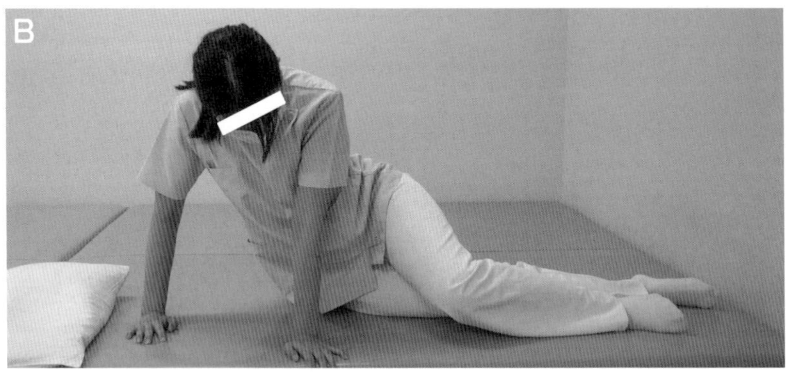

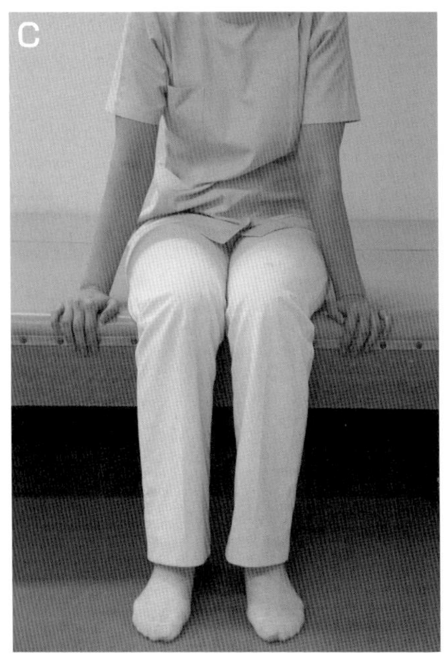

図10-13　臥位→座位→立位訓練[2)]
A：側臥位
患者は股関節と膝を適度に曲げ，腰椎を平らにし，頚部を支えた側臥位をとる．固いマットレスが必要である．患者はできるだけベッドの端に寝る．
B：半座位支え姿勢
両腕で支えて半座位まで注意深く動く．
C：座位手支え姿勢
注意深く腕で身体を支えながら最初に一方の足，ついで他方の足を下ろして，座位をとる（C）．この体位から患者は腰背部をしっかり保ちながらベッドの端まで滑り移る．ついで注意深く一方に少し回転し，外側の足から先に一足ずつ床に移る．腰仙部は平らに保つ．続いて，痛みのない下肢に体重をかけて慎重に上体を起こし立位をとる．ベッドに戻るときはすべての過程を段階ごとに逆に辿る[2)]．

ADL

まずは洋式の生活，すなわち，ベッド，洋式トイレ，深くない長めの湯船，シャワーがよい。しゃがんだりひざまずいて物を持ち上げる方法，慎重に手を伸ばして取る方法，強い腰部支持を持ち，膝の高さのしっかりした座席の椅子に正しく座る方法（図8-19），仕事場や自動車を運転する際の座席の正しい調整，下肢長差に対するヒールの高さの調整，衣服の着脱，ベッド・椅子・床からの起き上がり方法，リーチャーや長柄の靴べら，着脱しやすい靴（**図10-14**），手押し車，キャリー付き旅行鞄，カート（小包や書類鞄などの運搬のため）の使用，ベッドを整えたり掃除したりする方法，仕事やレジャーからの疲労を避けるための活動の配分，これらすべてその適用にあたっては細心にADLを評価し，方法をよく指導し，回復が進むにつれて適当に修正していく[2)22)143)]。

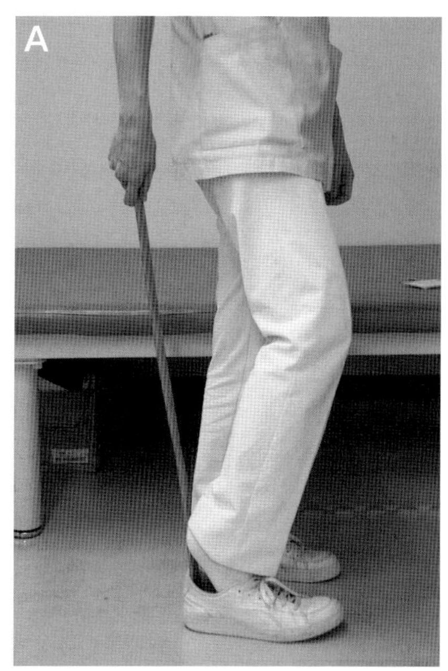

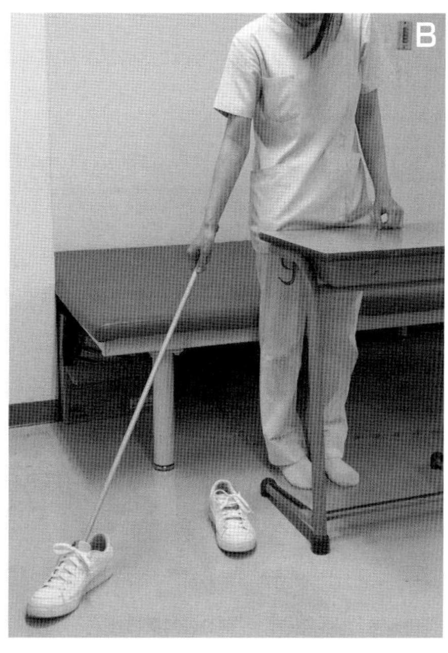

図10-14　長柄靴べら（A）とリーチャー（B）

A：長い柄の靴べらは，頚部，背部，股関節や膝関節に障害を持つ患者によい．靴ひもがなく，足を入れる際に十分に伸びる靴がよい．

B：リーチャーは床に落ちた物を拾うことができないのを補う自助具の一つである．

固　定

「急性腰痛，亜急性腰痛に対する装具の効果はない」，「職場復帰までの時間も装具の有無で変わらず」という報告が多い。しかし，一部には装具装着で機能回復までの時間が短いとする報告もある[86)]。急性の椎間板性症候群においては，多くの患者は簡単な弾性の腹帯でかなり痛みが楽になる（**図10-15**）。さらに強く固定する場合には腰仙コルセットがある。3本のストラップと後方と側方にやや硬い支柱のあるものがよい[143]（**図10-16**）。装具はコルセットより涼しい利点があり，耐久性に富むが，かさばってより高価になる。しかし，労働者や運動選手にとっては，しっかりとした装具のほうが激しい活動時の支えとして優れている[2]（**図10-17**）。

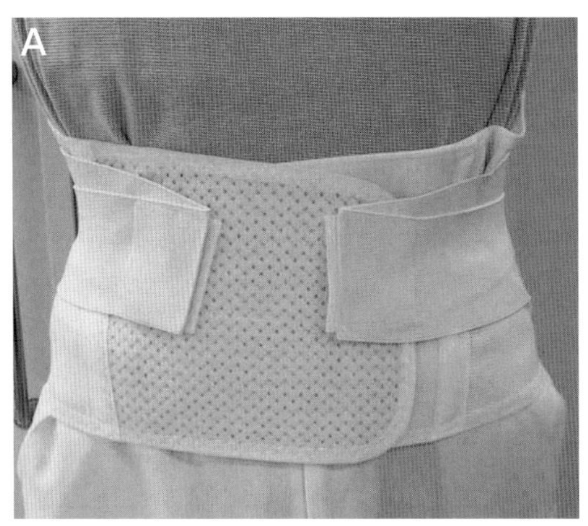

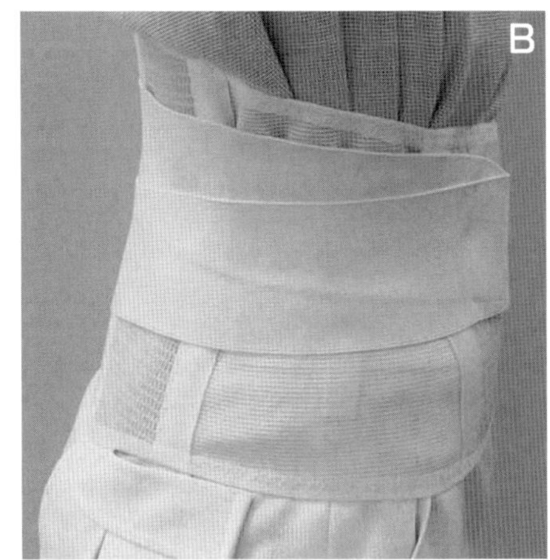

図10-15　腰椎固定帯（マックスベルト®，ザクロベルト®など）
市販品が各種ある．A：正面，B：側面

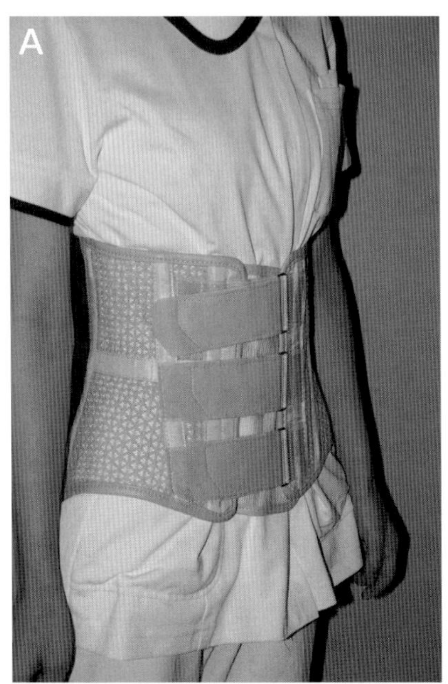

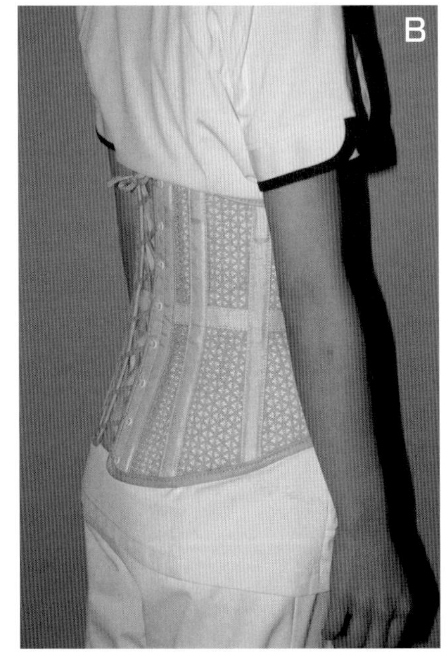

図10-16　腰仙コルセット（ダーメンコルセット）
メッシュのコルセットで，体にぴったり合うようにベルクロ®で調節できるもの（A）で，外側と後方は支柱により補強されている．後方のひもを用いて（B）腹囲を調節できる．肋骨への圧迫や，座位で大腿部前面への圧迫があると，修正が必要となる．腰仙コルセットあるいはベルトは中等度から強度の腰痛症に適応がある．

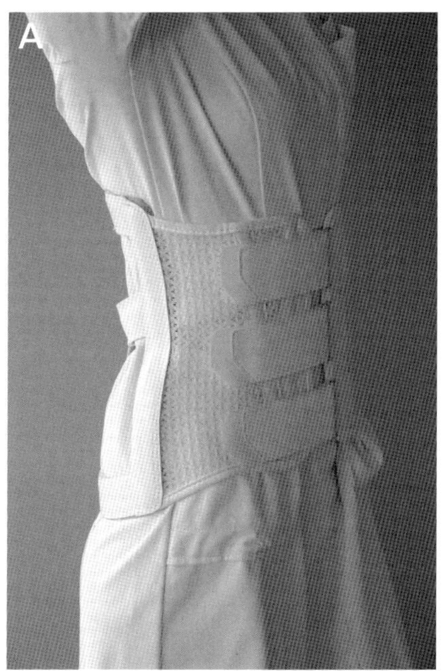

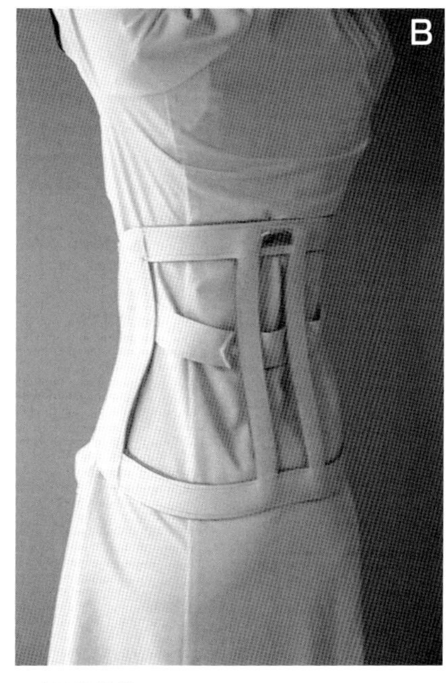

図 10-17　ナイト型腰仙椎装具

これは金属と革あるいはプラスチックでできた装具である．骨盤部のバンドは腸骨稜と大転子の間に位置し，後方と側方の垂直金属製支柱により下胸部のバンドに取り付けられている．前面のメッシュ部分をベルクロ®で締めると，腹部に強い圧迫がかかる．この装具はコルセットよりも重く，頑丈であるが涼しい．骨盤と腹部のベルクロ®で適合させる．この装具はコルセットよりも回旋，側屈の固定力が強く難治性の腰痛を伴う疾患に適応がある．

通常コルセットは，数日間は昼夜装着する。その後徐々に外すが，疲労が増す午後や運転中または特別な活動のときに装着し，装着開始時間を遅くしながら，全体の装着時間を短縮する。急に外すと筋疲労性疼痛が出現する。ついで，激しい活動のときだけ装着し，1～2 カ月かけて外す。変性が進み腰部脊柱管狭窄症を合併すると，腰部の伸展を避け，腹圧を上げる装具や動作（くしゃみ，咳）は避ける必要がある。くしゃみは腰部を十分に屈曲して脊柱管を広げた状態で行うと，下肢への放散痛は出現しにくい。

腸骨稜と大転子の間に 5～10cm 幅の仙腸ベルト（**図 10-18**）をつけると下腹部が支えられ，腰仙部や仙腸関節の動きがかなり制限されるため，緊張を緩和し腰の痛みを楽にする。また，恥坐骨骨折の固定にも有用である。仙腸ベルトの合併症として外側大腿皮神経の炎症（知覚異常性大腿痛）が起こることもあるので注意がいる。

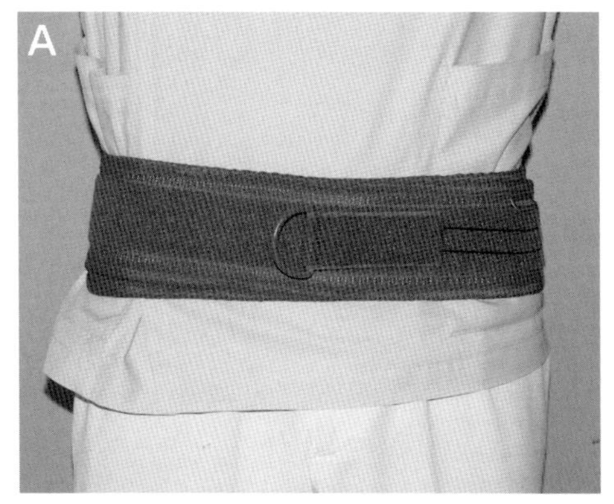

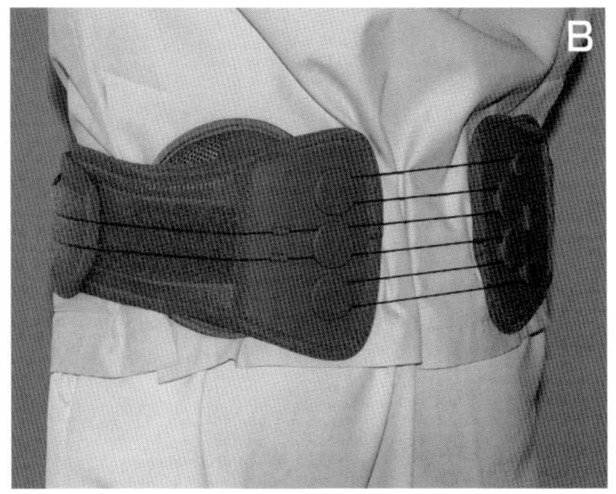

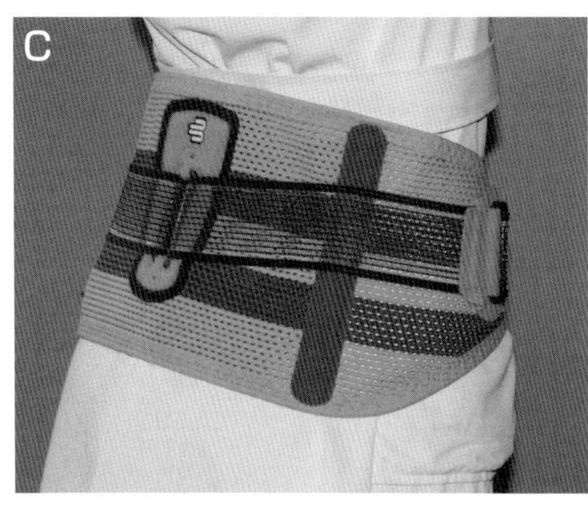

図 10-18　仙腸ベルト
仙腸関節障害や恥坐骨骨折に対して用いられる．腸骨稜と大転子間にベルトを位置する．左側のバンドを引く（A）と後方の滑車（B）によって固定力を増強し，上肢筋力が低下している場合でも容易に締めることができる（スマートスパイン SI サポート®）．C：通常の仙腸ベルト（サクロロック®）．

4）その他

精神医学的問題や労働災害，交通事故などでは治療に難渋することも多い[221) pp15-42, 155-157]。今まで詳述した腰痛管理方法を守るように指導し，背部を保護する方策を患者に理解させる必要がある。多くの患者は手術に至ることはない。腰椎手術の適応は神経障害，とくに尿閉，下肢の強い筋力低下，保存治療に抵抗する ADL を阻害する強い疼痛である。椎間板は徐々に融解すること，脊椎変性は症状とは無関係であることを認識させる。自分が潜在的な回復力を持ち，回復を可能にするのは自分自身がきわめて重要な役割を担っていることを患者に自覚させなければならない[221) pp15-43]。腰痛を代表とする痛みのある筋骨格系の問題は労働者の社会経済的および健康管理の負担になっている。すべての関連因子を早期に捉え，動機づけ面接，コーチングなどを用いて自己効力感を上げ，自己管理能力をつけていくことが腰痛を含む運動器の疼痛疾患にとって大切である[221)]。

文　献

1) Ochi T, et al：Natural course of joint destruction and fluctuation of serum C1q levels in patients with rheumatoid arthritis. Arthritis Rheum 31：37-43, 1988.
2) Swezey RL：Physical Medicine and Rehabilitation: State of Art Reviews -Essential therapies for joint, soft tissue, and disk disorders. 2(1), Hanley & Belfus, Inc. Philadelphia, 1988.
3) 七川歓次(監訳)：リウマチ病のリハビリテーション 復刻版．骨関節脊椎研究会，2007.
4) Firestein GS, et al(ed)：Firestein & Kelley's Textbook of Rheumatology, 11th ed, Elsevier, Philadelphia, 2021.
5) Smolen JS, et al：Primer; Rheumatoid arthritis. Nat Rev Dis Primers 4: 18001;1-23, 2018. DOI: 10.1038/nrdp.2018.1.
6) Smolen JS, et al：Rheumatoid arthritis. Lancet 388:2023-2038, 2016. DOI: 10.1016/s0140-6736(16)30173-8.
7) 日本リウマチ学会(編)：関節リウマチ診療ガイドライン 2014．メディカルレビュー社，大阪，2014.
8) 日本リハビリテーション医学会(編)：リハビリテーション医学・医療用語集 第8版．文光堂，東京，2019.
9) 日本整形外科学会(編)：整形外科学用語集 第8版．南江堂，東京，2016.
10) 上田　敏，大川弥生(編)：リハビリテーション医学大事典．医歯薬出版，東京，1996.
11) 日本医学会医学用語管理委員会(編)：日本医学会医学用語辞典 改訂2版，南山堂，東京，2001.
12) 日本リウマチ財団，日本リウマチ学会(編)：リウマチ病学テキスト 改訂第2版．診断と治療社，東京，2016.
13) 得平道英：RA治療薬の副作用―機序，臨床的特徴と対応策．メトトレキサート関連リンパ増殖性疾患．リウマチ科 60：474-482, 2018.
14) 宮坂信之(編)：改訂版関節リウマチ生物学的製剤の正しい使い方とは？．医薬ジャーナル社，大阪，2019.
15) Takeuchi T：Review: Treatment of rheumatoid arthritis with biological agents- as a typical and common immune-mediated inflammatory disease. Proc Jpn Acad Ser B 93: 600-608, 2017. DOI: 10.2183/pjab.93.038.
16) Calabrese LH, Rose-John S：IL-6 biology: Implications for clinical targeting in rheumatic disease. Nat Rev Rheum 10:720-727, 2014. DOI:10.1038/nrrheum.2014.127.
17) Holroyd CR, et al：The British Society for Rheumatology biologic DMARD safety guidelines in inflammatory arthritis. Rheumatology 58: e3-e42, 2019. DOI: 10.1093/rheumatology/key208.
18) Smolen JS, et al：EULAR recommendations for the management of rheumatoid arthritis with synthetic and biological disease-modifying antirheumatic drugs: 2016 update. Ann Rheum Dis 76: 960-977, 2017 DOI: 10.1136/annrheumdis-2016-210715.
19) Kim GW, et al：IL-6 inhibitors for treatment of rheumatoid arthritis: past, present, and future. Arch Pharm Res 2015; DOI 10.1007s/12272-015-0569-8.
20) 村田紀和：村田流リウマチ性疾患の読影法―手，頚椎，腰椎，骨盤，足のＸＰから―．洋學社，神戸，2017.
21) Momohara S, et al：Recent trends in orthopedic surgery aiming to improve quality of life for those with rheumatoid arthritis: Data from a large observation cohort. J Rheumatology 41：862-866, 2014.
22) 西林保朗(監)：リハ実践テクニック　関節リウマチ．メジカルレビュー，東京，2014.
23) 植木幸孝(監)：関節リウマチ患者と家族のための生活を楽しむ智恵と技．羊土社，東京，2018.
24) 房間美恵，竹内　勤(監)：共同意思決定とめざしたトータルケアの実践　関節リウマチ看護ガイドブック．羊土社，東京，2019.
25) Seeman E, Delmas PD：Bone quality-The material and structural basis of bone strength and fragility. N Engl J Med 354：2250-2261, 2006.
26) Eastell R, et al：Pharmacological management of osteoporosis in postmenopausal women: An Endocrine Society Clinical Practice Guideline. J Clin Endocrinol Metab 104：1595-1622, 2019.
27) 骨粗鬆症の予防と治療ガイドライン作成委員会(編)：骨粗鬆症の予防と治療ガイドライン 2015年版.

28) Ito S, et al：Use of alfacalcidol in osteoporotic patients with low muscle mass might increase muscle mass: An investigation using a patient database. Geriatr Gerontol Int 14 (Suppl. 1): 122-128, 2014. DOI: 10.1111/ggi.12222.
29) Huang Y, et al：Dickkopf-1: Current knowledge and related diseases. Life Sci 209: 249-254, 2018. DOI: 10.1016/j.lfs.2018.08.019.
30) Koide M, Kobayashi Y：Regulatory mechanisms of sclerostin expression during bone remodeling. J Bone Miner Metab 37: 9-17, 2019. DOI: 10.1007/s00774-018-0971-7.
31) 小林泰浩　ほか：Wnt シグナルによる破骨細胞の制御．Clin Cal 29：309-315, 2019.
32) Cheng C, Shoback D：Mechanisms underlying normal fracture healing and risk factors for delayed healing. Curr Osteoporos Rep 17: 36-47, 2019. DOI: 10.1007/s11914-019-00501-5.
33) Yoshimura N, Nakamura K：Epidemiology of locomotive organ disorders and symptoms: An estimation using the population-based cohorts in Japan. Clinc Rev Bone Miner Metab 14：68-73, 2016.
34) Hagino H, et al：Treatment status and radiographic features of patients with atypical femoral fractures. J Orthop Sci 23 (2): 316-320, 2018. DOI: 10.1016/j.jos.2017.10.008.
35) 顎骨壊死検討委員会：骨吸収抑制薬関連顎骨壊死の病態と管理：顎骨壊死検討委員会ポジションペーパー 2016.
36) Adler RA, et al：Managing osteoporosis in patients on long-term bisphosphonate treatment: Report of a Task Force of the American Society for Bone and Mineral Research. J Mineral Res. 31 (1)：16-35, 2016.
37) Ruggiero SL, et al：American Association of Oral and Maxillofacial Surgeons position paper on medication-related osteonecrosis of the jaw-2014 update. J Oral Maxillofa Surg 72：1938-1956, 2014.
38) Schett G, et al：Enthesitis: from pathophysiology to treatment. Nat Rev Rheum 13:731-741, 2017. DOI: 10.1038/rrrheum.2017.188.
39) Sieper J, et al：The Assessment of SpondyloArthritis international Society (ASAS) handbook: a guide to assess spondyloarthritis. Ann Rheum Dis 68 (Suppl II): ii1-ii44, 2009. DOI: 10.1136/ard.2008.104018.
40) Rudwaleit M, et al：The Assessment of SpondyloArthrits international Society classification criteria for peripheral spondyloarthritis and for spondyloarhtitis in general. Ann Rheum Dis 70: 25-31, 2011. DOI: 10.1136/ard.2010.133645.
41) Rudwaleit M, et al：The development of Assessment of SpondyloArthritis international Society classification criteria for axial spondyloarthritis (part II): validation and final selection. Ann Rheum Dis 68: 777-783, 2009. DOI: 10.1136/ard.2009.108233.
42) Van der Heijde D, et al：2016 update of the ASAS-EULAR management recommendations for axial spondyloarthritis. Ann Rheum Dis 76: 978-991, 2017. DOI: 10.1136/annrheumdis-2016-210770.
43) Boonen A, et al：The burden of non-radiographic axial spondyloarthritis. Semi Arthritis Rheum 44：556-562, 2015.
44) Martin DA, et al：The emerging role of interleukin-17 in the pathogenesis of psoriasis: preclinical and clinical findings. J Invest Dermatol 133：17-26, 2013. DOI: 10.1038/jid.2012.194.
45) Ivanov S, Lindén A：Interleukin-17 as a drug target in human disease. Trends in Pharm Sci 30: 95-103, 2009. DOI: 10.1016/j.tips.2008.11.004.
46) Klavdianou K, et al：The role of Dickkopf-1 in joint remodeling and fibrosis: A link connecting spondyloarthropathies and scleroderma? Sem Arthr Rheum 46: 430-438, 2017. DOI: 10.1016/j.semarthrit.2016.08.014.
47) Honsawek S, et al：Dickkopp-1 (Dkk-1) in plasma and synovial fluid is inversely correlated with radiopgraphic severity of knee osteoarthritis patients. BMC Muscloskeletal Dis 11:257, 2010. http://www.biomedcentral.com/1471-2474/11/257.
48) Cao L, Morley JE：Sarcopenia is recognized as an independent condition by an International Classification of Disease, tenth revision, Clinical Modification (ICD-10-CM) code. J Am Med Dir Assoc 17: 675-677, 2016. DOI: 10.1016/j.jamda.2016.06.001.
49) サルコペニア診療ガイドライン作成委員会（編）：サルコペニア診療ガイドライン 2017 年版．ライフサイエンス出版，東京，2017.
50) 原田　敦（監）：サルコペニア診療マニュアル．メジカルビュー社，東京，2016.
51) Chen LK, et al：Sarcopenia in Asia: consensus report of the Asian Working Group for Sarcopenia. J Am Med Dir Assoc 15: 95-101, 2014. DOI: 10.1016/j.jamda.2013.11.025.

52）西口修平　ほか：肝疾患におけるサルコペニアの判定基準（第1版）．肝臓 57：353-368, 2016.
53）Phillips SM：Current concepts and unresolved questions in dietary protein requirements and supplements in adults. Front Nutr 4: Article 13, 2017. DOI: 10.3389/fnut.2017.00013.
54）Mitch WE：Mechanisms accelerating muscle atrophy in catabolic diseases. Trans Am Clin Climat Assoc 111：258-270, 2000.
55）Cruz-Jentoft AJ, et al：Sarcopenia: European consensus on definition and diagnosis. Age Ageing 39: 412-423, 2010. DOI: 10.1093/ageing/afq034.
56）Masuko K：Rheumatoid cachexia revisited: a metabolic co-morbidity in rheumatoid arthritis. Front Nutr 1:1-7, 2014. DOI: 10.3389/fnut.2014.00020.
57）Cruz-Jentoft AJ, et al：Understanding sarcopenia as a geriatric syndrome. Curr Opin Clin Nutr Metab Care 13:1-7, 2010. DOI: 10.1097/MCO.0b013e328333clcl.
58）Yoshimura N, et al：Is osteoporosis is a predictor for future sarcopenia or vice versa? Four-year observations between the second and third ROAD study surveys. Osteoporos Int 28:189-199, 2017. DOI: 10.1007/s00198-016-3823-0.
59）Yoshimura N, et al：Do sarcopenia and/or osteoarthritis increase the risk of fraility? A 4-year observation of the second and third ROAD study surveys. Osteoporos Int 29: 2181-2190, 2018. DOI: 10.1007/s00198-018-4596-4.
60）Benatti FB, Pedersen BK：Exercise as an anti-inflammatory therapy for rheumatic diseases-myokine regulation. Nat Rev Rheumatol 11:86-97, 2015. DOI: 10.1038/nrrheum.2014.193.
61）Pedersen BK, Febbraio MA：Muscles, exercise and obesity: skeletal muscle as a secretory organ. Nat Rev Endocrinol 8：457-465, 2012.
62）Pedersen BK, Febbraio MA：Muscle as an endocrine organ: focus on muscle-derived interleukin-6. Physiol Rev 88：1379-1406, 2008.
63）Tournadre A, et al：Changes in body composition and metabolic profile during interleukin 6 inhibition in rheumatoid arthritis. J Cachexia Sarcopenia Muscle 8: 639-646, 2017. DOI: 10.1002/jcsm.12189.
64）Nordemar R：Physical training in rheumatoid arthritis: A controlled long-term study. II. Functional capacity and general attitudes. Scand J Rheumatol 10：25-30, 1981.
65）Han A , et al：Tai Chi for treating rheumatoid arthritis（Review）. Cochrane Rev 2004; Issue 3.
66）Baillet A, et al：Efficacy of cardiorespiratory aerobic exercise in rheumatoid arthritis: Meta-analysis if randomized controlled trials. Arthritis Care Res 62: 984-992, 2010. DOI: 10.1002/acr.20146.
67）Metsios GS, et al：Rheumatoid arthritis, cardiovascular disease and physical exercise: A systematic review. Rheumatology 47: 239-248, 2008. DOI: 10.1093/rheumatology/kem260.
68）Hurkmans E, et al：Dynamic exercise programs（aerobic capacity and/or muscle strength training）in patients with rheumatoid arthritis（Review）. Cochrane Database Sys Rev Issue 4. Art No.: CD006853, 2009. DOI: 10.1002/14651858.CD006853.pub2.
69）Park Y, Chang M：Effects of rehabilitation for pain relief in patients with rheumatoid arthritis: a systematic review. J Phys Ther Sci 28：304-308, 2016.
70）Petersen AMW, Pedersen BK：The anti-inflammatory effect of exercise. J Appl Physiol 98:1154-1162, 2005. DOI: 10.1152/japplphysiol.00164.2004.
71）Lemmey AB, et al：Effects of high-intensity resistance training in patients with rheumatoid arthritis: A randomized controlled trial. Arthritis Rheum（Arthritis Care Res）61:1726-1734, 2009. DOI: 10.1002/art.24891.
72）De Jong Z, et al：Is a long-term high-intensity exercise program effective and safe in patients with rheumatoid arthritis? Results of a randomized controlled trial. Arthritis Rheum 48: 2415-2424, 2003. DOI: 10.1002/art.11216.
73）Van den Ende CHM, et al：Effect of intensive exercise on patients with active rheumatoid arthritis: a randomised clinical trial. Ann Rheum Dis 59：615-621, 2000.
74）Stavropoulos-Kalinoglou A, et al：Individualised aerobics and resistance exercise training improves cardiorespiratory fitness and reduces cardiovascular risk in patients with rheumatoid arthritis. Ann Rheum Dis 72:1819-1825, 2013. DOI: 10.1136/annrheumdis-2012-202075.
75）Lemmey AB, et al：Are the benefits of a high-intensity progressive resistance training program sustained in rheumatoid arthritis patients? A 3-year followup study. Arthritis Care Res 64:71-75, 2012. DOI: 10.1002/acr.20523.
76）Liu X, et al：Long-term physical activity and subsequent risk for rheumatoid arthritis among women: A prospective cohort study. Arthritis rheum 71:1460-1471, 2019. DOI: 10.1002/art.40899.

77) Crowson CS, et al : Impact of risk factors associated with cardiovascular outcomes in patients with rheumatoid arthritis. Ann Rheum Dis 0:1-7, 2017. DOI: 10.1136/annrheumdis-2017-211735.
78) Fenton SAM, et al : Sedentary behavior is associated with increases long-term cardiovascular risk in patients with rheumatoid arthritis independently of moderate-to-vigorous physical activity. BMC Musculoskeletal Disorders 18: 131, 2017. DOI: 10.1186/s12891-017-1473-9.
79) Shin J-H, et al : The beneficial effects of Tai Chi exercise on endothelial function and arterial stiffness in elderly women with rheumatoid arthritis. Arthritis Res Ther 17:380, 2015. DOI: 10.1186/s13075-015-0893-x.
80) Shapoorabadi YJ, et al : Effects of aerobic exercise on hematologic indices of women with rheumatoid arthritis: A randomized clinical trial. J Res Med Sci 2016:21;9. Doi: 10.4103/1735-1995.177356.
81) Hurkmans EJ, et al : Quality appraisal of clinical practice guidelines on the use of physiotherapy in rheumatoid arthritis: a systematic review. Rheumatology 50 : 1879-1888, 2011.
82) Dagfinrud H, et al : The Cochrane review of physiotherapy interventions for ankylosing spondylitis. J Rheumatol 32 : 1899-1906, 2005.
83) Colina M, et al : Combination treatment with etanercept and an intensive spa rehabilitation program in active ankylosing spondylitis. Int J Immunopathol Pharmacol 22(4) : 1125-1129, 2009.
84) Masiero S, et al : Rehabilitation treatment in patients with ankylosing spondylitis stabilized with tumor necrosis factor inhibitor therapy. A randomized controlled trial. J Rheumatol 38 : 1335-1342, 2011.
85) Frontera, WR Editor-in-Chief : DeLisa's Physical Medicine and Rehabilitation Principles and Practice. 6th Ed. Wolters Kluwer, Philadelphia etc, 2020.
86) Pacific Northwest Evidence-based Practice Center : Noninvasive treatments for low back pain. Comparative Effectiveness Review 169, Agency for Healthcare Research and Quality Publication No. 16-EHC004-EF, Feb, 2016.
87) Paige NM, et al : Association of spinal manipulative therapy with clinical benefit and harm for acute low back pain. Systemic review and meta-analysis. JAMA 317: 1451-1460, 2017. DOI: 10.1001/jama.2017.3086.
88) Conn A, et al : Systematic review of caudal epidural injections in the management of chronic low back pain. Pain Physician 12 : 109-135, 2009.
89) Taylor RS, et al : Spinal cord stimulation for chronic back and leg pain and failed back surgery syndrome; a systematic review and analysis of prognostic factors. Spine (Phila Pa 1976) 30 : 152-160, 2005.
90) Frey ME, et al : Spinal cord stimulation for patients with failed back surgery syndrome. A systematic review. Pain Physician 12 : 379-397, 2009.
91) Schaafsma FG, et al : Physical conditioning as part of a return to work strategy to reduce sickness absence for workers with back pain. Cochrane Database Syst Rev (8): CD001822, 2013. DOI: 10.1002/14651858.CD001822.pub 3.
92) Sidney R, et al : Spinal manipulative therapy for acute low back pain: An update of the Cochrane Review. Spine 38: E158-E177, 2013. DOI: 10.1097/BRS.0b013e31827dd89d.
93) Ernst E, Canter PH : A systematic review of systematic reviews of spinal manipulation. J Royal Soc Med 99 : 192-196, 2006.
94) Rubinstein SM, et al : Spinal manipulative therapy for chronic low-back pain. Cochrane Database Syst Rev: CD008112, 2011. DOI: 10.1002/14651858.CD008112.pub2.
95) Assendelft WJJ, et al : Spinal manipulative therapy for low-back pain. Cochrane Database Syst Rev: CD000447,2004. DOI: 10.1002/14651858.CD000447.pub2.
96) Rubinstein S, et al : Spinal manipulative therapy for acute low back pain: an update of the Cochrane review. Spine38: E158-E177, 2013. DOI: 10.1097/BRS.0b013e31827/ddd89d.
97) Marin TJ, et al : Multidisciplinary biopsychosocial rehabilitation for subacute low back pain. Cochrane Database Syst Rev 28:CD002193, 2017. DOI: 10.1002/14651858.CD002193.pub2.
98) Kamper SJ, et al : Multidisciplinary biopsychosocial rehabilitation for chronic low back pain: Cochrane systematic review and meta-analysis. Br Med J 350:h444, 2015. DOI: 10.1136/bmj.h444.
99) Romano M, et al : Cochrane Collaboration; Exercises for adolescent idiopathic scoliosis. Spine 38: E883-E893, 2013. DOI: 10.1097/BRS.0b013e3182945918.

100) Gross AR, et al：Exercises for mechanical neck disorders: A Cochrane review update. Man Ther 24：25-45, 2016.
101) Gross A, et al：Manipulation and mobilisation for neck pain contrasted against an inactive control or another active treatment. Cochrane Database Syst Rev: CD 004249, 2015. DOI: 10.1002/14651858.CD004249.pub4.
102) Kay TM, et al：Exercises for mechanical neck disorders. Cochrane Database Syst Rev. Jul 2: CD004250, 2005.
103) Gross A, et al：Manipulation or mobilization for neck pain. Cochrane Database Syst Rev Jan: CD004249, 2010.
104) De Vries JS, et al：Interventions for treating chronic ankle instability. Cochrane Database Syst Rev: CD004124, 2011. DOI: 10.1002/14651858.CD004124.pub3.
105) Regnaux JP, et al：High-intensity versus low-intensity physical activity or exercise in people with hip or knee osteoarthritis. Cochrane Database Syst Rev: CD10203, 2015. DOI: 10.1002/14651858.CD10203.ub2.
106) Steultjens EEMJ, et al：Occupational therapy for rheumatoid arthritis (Review). Cochrane Database Syst Rev 2004, Issue 1:CD003114, 2004. DOI: 10.1002/14651858.CD003114.pub2.
107) Page MJ, et al：Manual therapy and exercise for adhesive capsulitis (frozen shoulder). Cochrane Database Syst Rev (8): CD011275, 2014. DOI: 10.1002/14651858.CD011275.
108) Egan M, et al：Splints and orthosis for treating rheumatoid arthritis. Cochrane Database Syst Rev 23 Oct, 2001:CD004018, 2001. DOI: 10.1002/14651858.CD004018.
109) Page MJ, et al：Manual therapy and exercise for rotator cuff disease. Cochrane Database Syst Rev (6): CD012224, 2016. DOI: 10.1002/14651858.CD012224.
110) Soares A, et al：Botulinum toxin for myofascial pain syndromes in adults. Cochrane Database Syst Rev (4): CD007533, 2012. DOI: 10.1002/14651858.CD007533.pub2.
111) Geneen LJ, et al：Physical activity and exercise for chronic pain in adults: an overview of Cochrane Reviews. Cochrane Database Syst Rev Apr 24: CD011279, 2017. DOI: 10.1002/14651858.CD011279.pub3.
112) Loew LW, et al：Deep transverse friction massage for treating lateral elbow or lateral knee tendinitis. Cochrane Database Syst Rev (11): CD003528, 2014. DOI: 10.1002/14651858-CD003528.
113) Kroeling P, et al：Electrotherapy for neck disorders. Cochrane Database Syst Rev Apr 18: CD004251, 2005.
114) Verhagen AP, et al：Balneotherapy (or spa therapy) for rheumatoid arthritis. Cochrane Database Syst Rev 2015;(4):CD000518. DOI: 10.1002/14651858.CD000518.
115) Veldhuijzen JJCS, et al：Perceived barriers, facilitators and benefits for regular physical activity and exercise in patients with rheumatoid arthritis: A review of the literature. Spots Med 45: 1401-1412, 2015. DOI: 10.1007/s40279-015-0363-2.
116) Miller WR, Rollnick S：動機づけ面接　上，下，第3版．原井宏明(監訳)，星和書店，東京，2019.
117) 出江紳一(編著)：リハスタッフのためのコーチング活用ガイド　患者支援から他職種協働までのヒューマンスキル 第2版．医歯薬出版，東京，2018.
118) Iidaka T, et al：Prevalence of radiographic hip osteoarthritis and its association with hip pain in Japanese men and women: the ROAD study. Osteoarthritis Cartilage 24: 117-123, 2016. DOI: 10.1016/j.joca.2015.07.017.
119) Bijlsma JWJ, et al：Osteoarthritis: An update with relevant for clinical practice. Lancet 377：2115-2126, 2011.
120) Valderrabano V, et al：Etiology of ankle osteoarthritis. Clin Orthop Relat Res 467: 1800-1806, 2009. DOI:10.1007/s11999-008-0543-6.
121) Diarra D, et al：Dickkopf-1 is a master regulator of joint remodeling. Nat Med 13:156-163, 2007. DOI: 10.1038/nm1538.
122) Cordery JC：Joint protection. A responsibility of the occupational therapist. Am J Occup Ther 19：285-294, 1965.
123) Furer V, et al：2019 update of EULAR recommendations for vaccination in adult patients with autoimmune inflammatory rheumatic diseases. Ann Rheum Dis 0:1-14, 2019. DOI: 10.1136/annrheumdis-2019-215882.
124) Paxton ES, et al：Review article; Shoulder arthroscopy: Basic principles of positioning, anesthesia, and portal anatomy. J Am Acad Orthop Surg 21: 332-342, 2013. DOI: 10.5435/JAAOS-21-06-332.

125）Keener JD, Brophy RH：Review article Superior labral tears of the shoulder: Pathogenesis, evaluation, and treatment. J Am Acad Orthop Surg 17：627-637, 2009.
126）Tischer T, et al：Current concepts with video illustrations. Arthroscopic anatomy, variants, and pathologic findings in shoulder instability. J Arthro Relat Surg 27（10）: 1434-1443, 2011. DOI: 10.1016/j.arthro.211.05.017.
127）Hunt SA, et al：The rotator interval: Anatomy, pathology, and strategies for treatment. J Am Acad Orthop Surg 15：218-227, 2007.
128）Jobin CM, et al：Review article; Reverse shoulder arthroplasty for the management of proximal humerus fractures. J Am Acad Orthop Surg23: 190-201, 2015. DOI: 10.5435/JAAOS-D-13-00190.
129）Friedman RJ, et al：Review article; Scapular notching in reverse total shoulder arthroplasty. J Am Acad Orthop Surg 27: 200-209, 2019. DOI: 10.5435/JAAOS-D-17-00026.
130）日本整形外科学会：リバース型人工肩関節全置換術適正使用基準．2019，改訂．
131）Travell, Simons & Simons' Myofascial pain and dysfunction：The trigger point manual. 3rd Ed, Donnelly JM et al. Ed, Wolters Kluwer, Philadelphia etc., 2019.
132）Shah JP, et al：Myofascial trigger points then and now: A historical and scientific perspective. PM R 7（7）:746-761, 2015. DOI: 10.1016/j.pmrj.2015.01.024.
133）Petri M, et al：Randomized, double-blind placebo-controlled study of the treatment of the painful shoulder. Arthritis Rheum 30：1040-1045, 1987.
134）Bruce JR, et al：Pain management in rheumatoid arthritis: Cognitive behavior modification and transcutaneous neural stimulation. Arthr Care Res 1：78-84. 1988.
135）Sluka KA, et al：High-frequency, but not low-frequency, transcutaneous electrical nerve stimulation reduces aspartate and glutamate release in the spinal cord dorsal horn. J Neurochem 95：1794-1801, 2005.
136）Cameron MH：Physical agents in rehabilitation from research to practice. 3rd Ed. Saunders Elsevier, Philadelphia, 2009.
137）Bhatt-Sanders D：Acupuncture for rheumatoid arthritis: An analysis of the literature. Semin Arthritis Rheum 14：225-231, 1985.
138）Chaitow L：Muscle energy techniques. 4th Ed, Churchill Livingston Elsevier, Edinburgh etc, 2013.
139）Redler LH, Dennis ER：Review article; Treatment of adhesive capsulitis of the shoulder. J Am Acad Orthop Surg 27: e544-e554, 2019. DOI: 10.5435/JAAOS-D-17-00606.
140）皆川洋至：凍結肩の診断と治療（肩関節拘縮に対するサイレント・マニピュレーション）．MB Orthopaedics 25：93-98, 2012.
141）皆川洋至：五十肩（凍結肩）：保存療法―サイレント・マニピュレーションを中心に―．MB Medical Rehabilitation 157：85-90, 2013.
142）Cyriax JH, Cyriax PJ：Cyriax's Illustrated Manual of Orthopaedic Medicine. 2nd Ed. Butterworth Heinemann, Oxford etc, 1993.
143）Swezey RL：Arthritis: Rational Therapy and Rehabilitation. Philadelphia, W.B. Saunders, 1978.
144）Burns JW, et al：Is reduction in pain catastrophizing a therapeutic mechanism specific to cognitive-behavioral therapy for chronic pain? Transl Behavioral Med: Practice Policy and Research. 2:22-29, 2012. DOI: 10.1007/s13142-011-0086-3.
145）「慢性の痛み診療・教育の基盤となるシステム構築に関する研究」研究班（監）：慢性疼痛治療ガイドライン．真興交易医書出版部，東京，2018.
146）Amin NH, et al：Review Article; Medial epicondylitis: Evaluation and management. J Am Acad Orthop Surg 23: 348-355, 2015. DOI: 10.5435/JAAOS-D-14-00145.
147）Smith MV, et al：Review Article; Comprehensive review of the elbow physical examination. J Am Acad Orthop Surg 26：678-687, 2018.
148）Calfee RP, et al：Management of lateral epicondylitis: Current concepts. J Am Acad Orthop Surg 16: 19-29, 2008. DOI: 10.5435/JAAOS-D-14-00145.
149）Vellialappilly DV, et al：Review article; Counterforce orthosis in the management of lateral epicondylitis. J Ayub Med Coll Abbottabad 29：328-334, 2017.
150）森友寿夫：三角線維軟骨複合体の機能解剖とその臨床的関連．整形外科 61（12）：1465-1472, 2018.
151）森友寿夫：TFCC 損傷に対する関節造影 CT の有用性．MB Orthopaedics 31（7）：25-32, 2018.
152）Blazar PE, et al：Review article; Rheumatoid hand and wrist surgery: Soft tissue principles and management of digital pathology. J Am Acad Orthop Surg 27: 785-793, 2019. DOI: 10.5435/JAAOS-D-17-00608.

153) Goldfarb CA, et al：Review article; Diagnosis, treatment, and return to play for four common sports injuries of the hand and wrist. J Am Acad Orthop Surg 24: 853-862, 2016. DOI: 10.5435/JAAOS-D-15-00388.
154) 井樋栄二　ほか(編)：標準整形外科学 第14版．医学書院，東京，2020.
155) Heine PJ, et al：Development and delivery of an exercise intervention for rheumatoid arthritis: Strengthening and stretching for rheumatoid arthritis of the hand (SARAH) trial. Physiotherapy 98: 121-120, 2012. DOI. 10.1016/j.physio.2011.03.001.
156) Lamb SE, et al：Exercise to improve function of the rheumatoid hand (SARAH): A randomized controlled trial. Lancet 385：421-429, 2015.
157) Adams J, et al：The clinical effectiveness of static resting splints in early rheumatoid arthritis: a randomized controlled trial. Rheumatology 47:1548-1553, 2008. DOI: 10.1093/rheumatology/ken292.
158) Menta R, et al：The effectiveness of exercise for the management of musculoskeletal disorders and injuries of the elbow, forearm, wrist, and hand: A systematic review by the Ontario Protocol for Traffic Injury Management (OPTIMA) Collaboration. J Manipulative Physiol Ther 38：507-520, 2015.
159) Gómez-Hoyos J, et al：Review article; Current concepts review: Evaluation and management of posterior hip pain. J Am Acad Orthop Surg 26:597-609, 2018. DOI: 10.5435/JAAOS-D-15-00629.
160) Zibis AH, et al：Great trochanter bursitis vs sciatica, a diagnostic-anatomic trap: differential diagnosis and brief review of the literature. Euro Spine J 2018. DOI: 10.1007/s00586-018-5486-3.
161) Meknas K, et al：Retro-trochanteric sciatica-like pain: current concept. Knee Surg Sports Traumatol Arthrosc 19: 1971-1985, 2011. DOI: 10.1007s00167-011-1573-2.
162) Parvizi J, et al：Femoroacetabular impingement. J Am Acad Orthop Surg 15：561-570, 2007.
163) Lei P, et al：Outcome of surgical treatment of hip femoroacetabular impingement patients with radiolographic osteoarthritis: A meta-analysis of prospective studies. J Am Acad Orthop Surg 27: e70-e76, 2019. DOI: 10.5435/JAAOS-D-17-00380.
164) Lynch TS, et al：Review article; Athletic hip injuries. J Am Acad Orthop Surg 25: 269-279, 2017. DOI: 10.5435/JAAOS-D-16-00171.
165) McAlindon TE, et al：Effect of intra-articular triamcinolone vs saline on knee cartilage volume and pain in patients with knee osteoarthritis. A randomized clinical trial. JAMA 317(19): 1967-1975, 2017. DOI: 10.1001/jama.2017.5283.
166) Ohsawa S, Ueno R：Heel lifting as a conservative therapy for osteoarthritis of the hip: based on the rationale of Pauwels' intertrochanteric osteotomy. Prosthet Orthot Inter 21：153-158, 1997.
167) Kolasinski SL, et al：2019 American College of Rheumatology/Arthritis Foundation Guideline for the management of osteoarthritis of the hand, hip, and knee. Arthritis Rheum 72(2): 22-233, 2020.DOI: 10.1002/art.41142.
168) Ohsawa S：Metal issues in Total Hip Arthroplasty. In Arthroplasty, Avid Science, Hyderabad, Berlin, June 2017 pp1-64. Open Access, ISBN: 978-93-86337-39-9 (online).
169) Malik A, et al：Current concepts review; Impingement with total hip replacement J Bone Joint Surg Am 89:1832-1842, 2007.DOI: 10.2106/JBJS.F.01313.
170) 古松毅之：教育研修講座；今からでも遅くない！これで納得「内側半月板後根断裂の診断と治療」日整会誌 94：32-38, 2020.
171) Hussain ZB, et al：The role of meniscal tears in spontaneous osteonecrosis of the knee. A systematic review of suspected etiology and a call to revisit nomenclature. Am J Sports Med 47(2): 501-507, 2019. DOI: 10.1177/0363546517743734.
172) Kennedy MI, et al：Injury of the meniscus root. Clin Sports Med 39: 57-68, 2020.
DOI: 10.1016/j.csm2019.08.009.
173) Moatshe G, et al：Posterior meniscal root injuries. A comprehensive review from anatomy to surgical treatment. Acta Orthop 87(5)：452-428, 2016.
174) Rochecongar G, et al：Management of combined anterior or posterior cruciate ligament and posterolateral corner injuries: A systematic review. Orthop Traum; Surg Res 100S: S371-S378, 2014. DOI: 10.1016/j.otsr.2014.09.010.
175) Dwyer T, Whelan D：Anatomical considerations in multiligament knee injury and surgery. J Knee Surg 25：263-274, 2012.
176) LaPrade RF, Wijdicks CA：The management if injuries to the medical side of the knee. J

Orthop Sports Phys Ther 42：221-233, 2012.
177) Wijdicks CA, et al：Current Concepts Review; Injuries to the medical collateral ligament and associated medial structures of the knee. J Bone Joint Surg Am 92: 1266-1280, 2010. DOI: 10.2106/JBJS.I.01229.
178) Bonasia DE, et al：Treatment of medial and posteromedial knee instability: indications, techniques, and review of the results. Iowa Orthop J 32：173-183, 2012.
179) Dold AP, et al：Review Article; The posteromedial corner of the knee: anatomy, pathology, and management strategies. J Am Acad Orthop Surg 25: 752-761, 2017. DOI: 10.5235/JAAOS-D-16-00020.
180) Musahal V, et al：Review article; The anterolateral complex and anterolateral ligament of the knee. J Am Acad Orthop Surg 26: 261-267, 2018. DOI: 10.5435/JAAOS-D-16-00758.
181) Schweller E, Ward PJ：Posterolateral corner knee injuries: Review of anatomy and clinical evaluation. J Am Osteopath Assoc 115：725-731, 2015.
182) Djian P：Review article; Posterolateral knee reconstruction. Orthop Traum: Surg Res 101: s159-s170, 2015. DOI: 10.1016/jotsr.2014.07.032.
183) Gaetke-Udager K, Yablon CM：Imaging of ligamentous structures within the knee includes much more than the ACL. J Knee Surg 31: 130-140, 2018. DOI: 10.1055/s-0037-1620259. Epub 2018 Jan 10.
184) Adams D, et al：Current concepts for anterior cruciate ligament reconstruction: A criterion-based rehabilitation progression. J Orthop Spots Phys Ther 42：601-614, 2012.
185) Deyle GD, et al：Physical therapy versus glucocorticoid injection for osteoarthritis of the knee. N Engl J Med 382 (15): 1420-1429, 2020. DOI: 10.1056/NEJMoa1905877.
186) Barber-Westin SD, Noyes FR：Systemic Review with Video Illustration: Factors used to determine return to unrestricted sports activities after anterior cruciate ligament reconstruction. Arthroscopy 27(12): 1697-1705, 2011. DOI: 10.1016/j.arthro.2011.09.009.
187) Petersen W, et al：Biomechanical effect of unloader braces for medial osteoarthritis of the knee: a systematic review (CRD 42015026136). Arch Orthop Trauma Surg 136: 649-656, 2016. DOI: 10.1007/s00402-015-2388-2.
188) Crossley KM, et al：2016 Patellofemoral pain consensus statement from the 4th International Patellofemoral Pain Research Retreat, Manchester. Part 2: recommended physical interventions (exercise, taping, bracing, foot orthoses and combined interventions). Br J Sports Med 50: 844-852, 2016. DOI: 10.1136/bjsports-2016-096268.
189) Barton CJ, et al：The 'Best Practice Guide to conservative management of patellofemoral pain': incorporating level 1 evidence with expert clinical reasoning. Br J Sports Med 49: 923-934, 2015. DOI: 10.1136/bjsports-2014-093637.
190) Smith SD, et al：Functional bracing of ACL injuries: Current state and future directions. Knee Surg Sports Traumatol Arthrosc 22(5): 1131-1141, 2014. DOI: 10.1007/s00167-013-2514-z.
191) Haraguchi N, et al：Weight-bearing-line analysis in supramalleolar osteotomy for varus-type osteoarthritis of the ankle. J Bone Joint Surg Am 97: 333-339, 2015 DOI: 10.2106/JBJS.M.01327.
192) Spink MJ, et al：Foot and ankle strength, range of motion, postuer, and deformity are associated with balance and functional ability in older adults. Arch Phys Med Rehabil 92: 68-75, 2011. DOI: 10.1016/j.apmr.2010.09.024.
193) Louwerens JWK, Schrier JCM：Rheumatoid forefoot deformity: Pathophysiology evaluation and operative treatment options. Int Orthop (SICOT) 37：1719-1729, 2013.
194) Guzman JZ, Vulcano E：Resection arthroplasty: Current indications and tips. Foot Ankle Clin 24(4): 689-893. DOI: 10.1016/j.fcl2019.08.005.
195) Horita M, et al：Outcomes of resection and joint-preserving arthroplasty for forefoot deformities for rheumatoid arthritis. Foot Ankle Int 39(3): 292-299, 2019. DOI: 10.1177/10711100717743996.
196) Niki H, et al：Long-term outcome of joint-preserving surgery by combination metatarsal osteotomies for shortening for forefoot deformity in patients with rheumatoid arthritis. Mod Rheumatol 25(5): 683-688, 2015. DOi: 10.3109/14397595.2015.1008672.
197) FitzGerald JD, et al：ACR guidline for mananegemet of gout. 2020 American College of rheumatolotgy guideline for the management of gout. Arthritis Care Res. 2020, pp1-17.DOI: 10.1002/acr.24180.
198) Dalbeth N, et al：Gout. Lancet 388：2039-2052, 2016.
199) Götz-Neumann K：観察による歩行分析．月城慶一 ほか(訳)，医学書院，東京，2005.
200) Riskowski J, et al：Arthritis, foot pain & shoe wear: Current musculoskeletal research on feet.

Curr Opin Rheumatol 23:148-155, 2011. DOI: 10.1097/BOR.0b013e3283.3422cf5.
201) Hunt GC et al：Hindfoot pain treated by a leg-hindfoot orthosis. A case report. Phys Ther 67：1384, 1987.
202) Magalhaes E de P, et al：The effect of foot orthosis in rheumatoid arthritis. Rheumatology 45:449-453, 2006. DOI: 10.1093/rheumatology/kei163.
203) Hing WA, et al：Contrast therapy—A systematic review. Phys Ther Sport 9: 148-161, 2009. DOI: 10.1016/j.ptsp.2008.06.001 Epub 2008 Jul 22.
204) 渡邉耕太：足のうらのスポーツ障害—足趾の構造と機能から考える—. 日整会誌 94：39-45, 2020.
205) Gooding TM, et al：Intrinsic foot muscle activation during specific exercises: A T2 time magnetic resonance imaging study. J Arthl Trai 51:644-650, 2016. DOI: 10.4082/1062-6050-51.10.07.
206) 日本整形外科学会・日本リハビリテーション医学会（監）：義肢装具のチェックポイント 第8版, 医学書院, 東京, 2014.
207) Alimerzaloo F, et al：Patellar tendon bearing brace: Combined effect of heel clearance and ankle status on foot plantar pressure. Prosth Orthot Int 38:34-38, 2014. DOI: 10.1177/0309364613486916.
208) Isidro S, et al:Outcomes of Halo immobilization for cervical spine fractures. Global spine J 9(5): 521-526, 2019. DOI: 10.1177/2192568218808293.
209) Van Middendorp JJ, et al：Incidence of and risk factors for complications associated with Halo-Vest Immobilization: A prospective, descriptive cohort study of 239 patients. J Bone Joint Surg Am 91:71-79, 2009. DOI: 10/2016/JBJS.G.0347.
210) Rath WW：Cervical traction, a clinical perspective. Orthop Rev 13：29-48, 1984.
211) Kubiak EN, et al：Orthopaedic management of ankylosing spondylitis. J Am Acad Orthop Surg 13：267-278, 2005.
212) 米延策雄, 菊地臣一（編）：脊椎装具に強くなる！ Basics & Tips. 三輪書店, 東京, 2012.
213) Gomez JA, et al：Review Article; Nonsurgical management of adolescent idiopathic scoliosis. J Am Acad Orthop Surg 24: 555-564, 2016. DOI: 10.5435/JAAOS-D-14-00416.
214) Agabegi SS, et al：Review Article; Natural history of adolescent idiopathic scoliosis in skeletally mature patients: A critical review. J Am Acad Orthop Surg 23: 714-723, 2015. DOI: 10.5435/JAAOS-D-14-00037.
215) Weiss HR, et al：Review Article; Postural rehabilitation for adolescent idiopathic scoliosis during growth. Asian Spine J 10:570-581, 2016. DOI: 10.4184/asj.2016.10.3.570.
216) Sardar ZM, et al：Review Article; Scheuermann's kyphosis: Diagnosis, management, and selecting fusion levels. J Am Acad Orthop Surg 27: e462-e472, 2019. DOI: 10.5435/JAAOS-D-17-00748.
217) Horn SR, et al：Trends in treatment of Scheuermann kyphosis: A study of 1,070 cases from 2003 to 2012. Spine Deform 7(1): 100-106, 2019. DOI: 10.1016/j.jspd.2018.06.004.
218) Hoh DJ, et al：Management of cervical deformity in ankylosing spondylitis Neurosurg Focus 24(1) :E9, 2008. DOI: 10.3171/FOC/2008/24/1/E9.
219) Oliveira CB, et al：Clinical practice guidelines for the management of non-specific low back pain in primary care: an updated overview. Eur Spine J 27:2791-2803, 2018. DOI: 10.1007/s00586-018-5673-2.
220) Verhagen AP et al：Red flags presented in current low back pain guidelines: a review. Eur Spine J 25: 2788-2802, 2016. DOI: 10.1007/s00586-016-4684-0.
221) 菊地臣一（編著）：腰痛 第2版, 医学書院, 東京, 2014.
222) Matsuyama Y, et al：A multicenter, randomized, double-blind, dose-finding study of condoliase in patients with lumbar disc herniation. J Neurosurg Spine 28: 499-511, 2018. DOI: 10.3171/2017.7SPINE161327.
223) Stochkendahl MJ, et al：National clinical guidelines for non-surgical treatment of patients with recent onset low back pain or lumbar radiculopathy. Eur Spine J 27: 60-75, 2018. DOI: 10.1007/s00586-017-5099-2.
224) Macedo LG, et al：Motor control exercise for persistent, nonspecific low back pain: a systematic review. Phys Ther 89(1): 9-25, 2009. DOI: 10.2522/ptj.20080103.
225) 三森経世：膠原病の診断と治療. Jpn J Rehabil Med 57：686-692, 2020. DOI:10.2490/jjrmc.57.686.
226) 佐浦隆一 ほか：関節リウマチのリハビリテーション医学・医療. ibid: 693-698. DOI:10.2490/jjrmc.57.693.

227）菊地尚久：関節リウマチ患者のＡＤＬ向上に向けた装具. ibid: 699-703. DOI:10.2490/jjrmc.57.699.
228）麦井直樹：全身性強皮症のリハビリテーション医学・医療. ibid: 704-709. DOI:10.2490/jjrmc.57.704.
229）染矢富士子：皮膚筋炎・多発性筋炎のリハビリテーション医学・医療. ibid: 710-714. DOI: 10.2490/jjrmc.57.710.
230）伊豆蔵英明，海老原　覚：膠原病に伴う間質性肺疾患と呼吸リハビリテーション. ibid: 715-720. DOI: 10.2490/jjrmc.57.715.
231）Brinks A, et al：Adverse effects of extra-articular corticosteroid injections: a systematic review. BMC Musculoskeletal Disorders 2010, 11:206. DOI: 10.1186/1471-2474-11-206.
232）Smolen JS, et al：EULAR recommendations for the management of rheumatoid arthritis with synthetic and biological disease-modifying antirheumatic drugs: 2019 update. Ann Rheum Dis 2020;0:1-15. DOI: 10.1136/annrheumdis-2019-216655.
233）日本呼吸器学会・日本リウマチ学会合同膠原病に伴う間質性肺疾患診断・治療指針作成委員会（編）：膠原病に伴う間質性肺疾患診断・治療指針 2020. メディカルレビュー社，東京，2020.
234）Rausch Osthoff A-K, et al：2018 EULAR recommendations for physical activity in people with inflammatory arthritis and osteoarthritis. Ann Rheum Dis 77:1251-1260, 2018. DOI: 10.1136/annrheumdis-2018-213585.
235）Geenen R, et al：EULAR recommendations for the health professional's approach to pain management in inflammatory arthritis and osteoarthritis. Ann Rheum Dis 77:797-807, 2018. DOI: 10.1136/annrheumdis-2017-21-212662.
236）Baan H, et al：Corticosteroid injections reduce size of rheumatoid nodules. Clin Rheumatol 25:21-23, 2005. DOI: 10.1007/s10067-005-1098-5.
237）Shoback D et al：Pharmacological management of osteoporosis in postmenopausal women: An Endocrine Society guideline update. J Clin Endocrinol Metab 105(3): 587-594, 2020. DOI: 10.1210/clinem/dgaa048.

索　引

おわりに

2020 年は新型コロナウイルス感染症が本邦に侵入し，医療，経済に多大の悪影響を与え続けている。ペストやスペイン風邪など歴史上の厄災と思われていたことが現実化すると，歴史は繰り返すという言葉が重くのしかかり，やはり過去を振り返り未来に向かうこと,「温故知新」という言葉が思い起こされる。

さて，本書は過去の偉大な先生方のサポートを得て出来上がったと思う。近年の知見を合わせて修正を行ったが，リウマチ疾患のリハビリテーション医療に関する一本の道筋は同じ方向と思う。その道を少しは延伸できたのではないかと信じている。

本書をまとめている間に新しい文献や新しく発見した文献を巻末に追加した。そのため，文献番号が急に飛んだりしている箇所があるがご容赦願いたい。

最後に，行岡病院リウマチ科および手外科センターの症例を多数使用した。また療法士や看護師にはモデルとして，そして作業療法士にはモデルと同時に装具を作成していただいた。川村義肢には装具を提供していただいた。馬場久志氏には意義深い指摘を頂いた。製本の世界を知らないわれわれに多くを指摘いただき本企画が日の目を見ることができたのは編集部の吉田收一氏のおかげである。各位に深甚なる感謝の意を表する。

リウマチ性疾患のリハビリテーション医療

2021年1月30日　初版第1刷発行

著　者　――――――　大澤　傑，平　薫代
発行者　――――――　吉田　收一
印刷・製本 ―――――　株式会社シナノパブリッシングプレス
発行所　――――――　株式会社洋學社
〒658-0032
神戸市東灘区向洋町中6丁目9番地
神戸ファッションマート5階 NE-10
TEL 078-857-2326
FAX 078-857-2327
URL http://www.yougakusha.co.jp

Printed in japan

ISBN978-4-908296-17-8